ゾンビでわかる神経科学

DO ZOMBIES DREAM OF UNDEAD SHEEP?

ティモシー・ヴァースタイネン
&
ブラッドリー・ヴォイテック
Timothy Verstynen and Bradley Voytek
鬼澤忍 訳

太田出版

ゾンビでわかる神経科学

DO ZOMBIES DREAM OF UNDEAD SHEEP?

by Timothy Verstynen and Bradley Voytek

Japanese translation published by arrangement with
Princeton University Press through The English Agency(Japan) Ltd.

ゾンビでわかる神経科学　目次

第四章

空腹も、怒りも、愚かさも、生きていなければ存在しない

第七章

死者たちの「注意の解放障害」 187

第八章

ところで、この生ける屍の顔は誰のもの? 211

第十二章

ゾンビ・アポカリプスと闘う……科学を武器に！

装画

Kousuke Shimizu

本文イラスト

Anne Karetnikov

装丁

木庭貴信+岩元 萌

（オクターヴ）

はじめに

犠牲を無駄にしてはならない

本書は科学の本であり、思考する人間であるとはどういうことかを根本から探究する。残念ながら、神経科学はある面で悲劇を土台に築かれている。人間の脳に関する知見の多くが、ケガや病気のせいで脳に障害を負った人を研究することで得られている。こうした犠牲者は、医学文献のなかではイニシャルで示される匿名の個人にすぎないが、現実には私たちの愛する人びとだ。彼らは私たちの親であり、妻や夫であり、きょうだい、子供、親友である。ところが、なんらかの不幸な出来事の結果、彼らの人生は永久に変わってしまう。中枢神経系へのダメージによって、行動、思考、認知の仕方が変わってしまうからだ。

ケガとその後の行動の変化の関係を研究することで、脳の実際の働き方について、計り知れないほど貴重な知見が手に入る。脳に関する理解が深まれば、基礎科学の発展に役立つだけでなく、新たな療法や（願わくば）治療薬の開発に必要な土台が固まることになる。私たちはひとつの分野において、世界を進歩させると同時にひとりの患者を救うため、これらのきわめて個人的な悲劇から学べるかぎりの知識を学ぼうと日夜努力している。

本書の多くのページがゾンビの話に費やされているように見えるかもしれない。だが実は、それはさまざまな人やものを称える頌歌《オード》なのだ。まずは、こうした個人的悲劇から学ばれた教訓に対するオード。次に、貴重な時間を割いて受けもちの患者について説明してくれた科学者たちへのオード。彼らのおかげで、患者の日常生活に影響をおよぼす複雑な病気をよく理解できた。さらに、たいていは何の落ち度もないのに病気に苦しめられているうえ、白衣を着た見知らぬ男に「なぜ」とか「どうやって」などとたずねられても我慢強く接してくれた患者たちへのオードである。

序論

本書を棚からとりだしながら、あなたはこう自問していることだろう。「ゾンビの神経科学なんてあるの?」。そう、ゾンビに脳があるのはたしかだが(ゾンビを「殺す」には脳を破壊するしかない。いや、それでも生きつづけるかもしれない)、「ゾンビの神経科学」が独自の研究分野として成立するとはいいがたい。神経科学——脳について、とりわけ脳と行動や認識との関係について研究する学問——はすでに、場合によってはばかげていて現実離れした下位の「専門分野」として認められている。なぜ、そこに余計なものを加えるのか?

ところで、われわれ神経科学者があらゆる問題に答えを出せることをご存じだろうか?『ニューヨーク・タイムズ』のオピニオン欄をはじめ有力メディアの愛読者はすでに知っているだろうが、神経科学者はこんな疑問を解明できる。あなたが自分のiPhoneを大好きなのはなぜか、子供にサンタクロースはいると嘘をつくことが神経学的に見て健全な子育て術なのはなぜか、昏睡状態に導くことが天国の存在の証明につながるのはなぜか。そう、私たちのひどく曇ったレンズを通して人間存在のすべてを見れば、人生の問題全般に答えられるのだ。fMRI（機能的磁気共鳴画像法）を使って人生の意味を読み解く研究が公表されるのは、そう遠くないものと思われる（ヒント：その研究では四二の脳領域が扱われている）。哲学、宗教、物理学といった分野の同僚にこんなことをいうのは気が引ける。だが、数台のすばらしい脳磁気共鳴画像装置を駆使し、数十年にわたって懸命に考え抜いたおかげで、神経科学者はいまやあらゆることを理解できるようになっている。よって、彼らはおそらくどこかほかの勤め口を探す必要があるだろう。

神経科学がその他あらゆる問題の解決策にして説明であるとすれば、ゾンビ・アポカリプス（ゾンビがもたらす世界の終末）もそうした問題のひとつではないか？　そうあることを望む人も多いのでは？

あなたが手にしているこの本に戻ろう。すべては、二〇一〇年の夏のある日にかかってきた一本の電話からはじまった。電話の主はマット・モック。ゾンビ・リサーチ・ソサエティの代表で、『そいつはもうおまえのママじゃない』『ゾンビのすべて』という著書がある。マットはユーチューブ動画でブラッドの講義を見たといった。ブラッドは講義のなかで、セガのゲームとマーベルコミックのマンガで育ったと語っていた。コミック文化と脳の双方を深く愛しているのなら、ブラッドはゾンビの脳の本性を探究するのに打ってつけの人物ではないだろうか。マットはそれを知りたかった。ブラッドの考えはこうだった。「もちろん……でも、ぼくはこのいかれた計画に引き込むべき人を知っているよ……」

それ以降、私たちふたりが立ち止まることはなかった。

ふたり（ティムとブラッド）が知り合ったのは、カリフォルニア大学バークレー校の博士過程に在学中のことだった。脳に非侵襲性の刺激を与えるプロジェクトでは、しばらくのあいだ共同研究に加わったこともある。多くの科学実験と同じく、この研究では何の成果も得られなかったが、一緒に作業するうちにふたりともゾンビ映画の大ファンであることがわかった。こうして、本物の科学を発展させることに加え、ゾンビというばかげた世界にも手を広げるようになったというわけだ。あなたがこの種の話を楽しんでくれればと思う。また、本物の科学をもちだしてわれわれを責めないようお願いしたい。

冗談はさておき、ゾンビにまつわるこの仕事は本当に面白かった。私たちはふたりそろってオタクだが、たまたま科学の啓蒙活動に熱心に取り組んでもいる。こうした活動は、私たちのオタク的科学と科学以外の関心事を結びつけるまたとない機会だ。ブラッドはこの一〇年、サンディエゴ・コミック・コンベンションに毎年参加してきた。ニキビだらけのティーンエイジャーだった二〇年前からときどき顔を出していたのだ。科学者としてのキャリアによって、そのコンベンションで数百人のマンガオタクを前に講演することになるとは、生まれてこのかた思ったこともなかった（実はこの同じ部屋で開かれた神経科学学会の年次会議で、はるかに少人数の神経科学者を相手に本物の神経科学を講義したこともある）。いっぽうティムは、ティーンエイジャーのときに『Night of the Comet』（トム・エバーハード監督、一九八四年）と『バタリアン』（ダン・オバノン監督、一九八五年）の二本立てを初めて見て以来、ゾンビ映画にとりつかれてきた。ティムの注意を最初に脳に向けさせたのはタールマン[1]だといえるかもしれない。

私たちは数年にわたってゾンビの行動の生物学的基礎について講演してきたが、そのあいだ、実に多くの人が話に首を突っ込んできたのには驚かされた。ある人が近づいてきたかと思うと「私は家族も仕事もある大の大人だが、君たちの話を聞いていて神経科学者になりたくなったよ！」とか「あなたたちのおかげで、思いもよらず科学に興味がわいてきました！」などというのだ。大事なことに気づかされるのはそんなときだ。私たち科学者は、一般の人びとには縁のなさそうな問題の研究に実に長い時間を費やしている。だから、結局は人びとの共感を呼ぶ仕事をしているのだとわかると、うれしさはひとしおだ。それが風変わりな話だとすればなおさらである。

もっとも、神経科学者は（生物学的に）愛とは何かをまるでわかっていないし、愛が脳のどこに存在するのかも知らない。神経科学はあなたが「iPhoneを大好き」なことを証明できない（それが『ニューヨーク・タイムズ』の意見記事だ[2]）。私たちはあなたの心を読むことは（いまのところ）できないし、アルツハイマー病を治すことも（いまのところ）できない。

神経科学にそんなことはできない。だが、私たちはこう願っている。少しばかりおかしなふたりの神経科学者と一群のゾンビから、あなたが図らずも何かを学んでくれることを。また本書を読みながら、私たちが大好きな仕事に取り組む際に抱く驚嘆の念を共有してもらえることを。

現在、ゾンビが熱い注目を浴びていることは疑いない。その理由については多くの議論がなされてきた。たとえば、二〇一一年にサンディエゴで開かれたコミック・コンベンションのパネルディスカッションで、何人かの仲間（ブラッド、マックス・ブルックス、マット・モック、その他数名のゾンビ専門家）が討論している（コミック・コンベンションとは年に一回の催しで、一〇万人を超えるありとあらゆる種類のオタクが集結する）。ゾンビ人気が一般に高まっているのはなぜだろうか。私たちはこんなふうに説明してみたい。社会

[1] タールマンは大衆文化においていちばん知られているゾンビかもしれない。彼ひとりのおかげで「脳」と「ゾンビ」が同じ文章のなかで結びつけられるようになった。

[2] Martin Lindstrom, "You Love Your iPhone. Literally," New York Times Sept. 30, 2011（http://www.nytimes.com/2011/10/01/opinion/you-love-your-iphone-literally .html?_r=0).

的な交流やコミュニケーションの新たな様式、グローバル化の進展、社会の変化、前例のない技術的進歩、不確実性をはらんだ繁栄などによって、世界がますます複雑な場所になりつつあるからだ、と。テレビ、ビデオゲーム、映画などに見られるゾンビというジャンルのすばらしいところは、それがある意味で空白の石版《タブララサ》であり、作者は巨大で底知れない社会的・心理的な恐怖や懸念をいくらでも投影できることだ。

遺伝子組み換え？　ゾンビだ。核兵器と放射能？　ゾンビだ。階級闘争？　ゾンビだ。人種差別？　ゾンビだ。実存的危機と自我や自由意思の不確実性？　ゾンビだ。生体実験？　ゾンビだ。宇宙探検？　ゾンビだ。際限のない消費主義？　ゾンビだ。不毛な暴力？　ゾンビだ。死？　ゾンビだ。

マックス・ブルックスはCNNのインタビューでこう語っている。「金融破綻の脳天を撃ち抜くことはできないが、ゾンビならできる……それ以外のあらゆる問題が大きすぎるということだ。アル・ゴアがやろうとしているが、地球温暖化を実感がもてるように描くことはできない。金融機関の破綻を現実であるかのように想像することはできない。だが、通りを前屈みで歩いてくるゾンビならそれができる」[3]

ゾンビ現象の圧倒的な人気を無視するのは難しい。二〇〇二年、『28日後…』が公開され、ゾンビ映画に見られなかった斬新なシーンが登場した。これがジャンルを活性化することになる。同年、ニンテンドーゲームキューブ向けにリメイクされた『バイオハザード』が発売され、批評家から大きな称賛を浴びた[4]。翌二〇〇三年、マックス・ブルックスが書いた『ゾンビサバイバルガイド』が大好評を博し、ゾンビ本というジャンル全体が大いに活気づいた。さらに二〇〇四年、『ショーン・オブ・ザ・デッド』が、ゾンビというジャンルが愉快なものともなりうること示した。これをきっかけに『ゾンビーノ（二〇〇六年）』『ゾンビランド（二〇〇九年）』『ウォーム・ボディーズ（二〇一三年）』といった映画がとられることになる。一九八〇年代の一時期、『Night of the Comet（一九八四年）』『バタリアン（一九八五年）』といった笑えるゾンビ映画がつくられたものの、現在のゾンビコメディほど人気を得た作品はなかった。

さて本書では、ゾンビにまつわるこうしたコミカルで滑稽なシーンを活用したいと思う。ここから先の目標は、ゾンビをネタに認知神経科学という私たちの専門分野を理解してもらう（そしてときには物笑いの種にしてもらう）ための愉快なプラットフォームを提供することであり、その過程で、神経科学の歴史について、また脳そのものの特質について読者に知ってもらうことである。ゾンビを社会悪のメタファーに使うつもりはない。そうではなく、ゾンビのさまざまな行動障害を注意深く観察し、そのあらゆる行動の源である神話的器官、すなわち脳をのぞきこむことによって、ゾンビを理解してみようというのだ。

『28日後……』の冒頭で、ひとりぼっちの大学院生がサルのゾンビに引き裂かれる前に

[3] http://www.cnn.com/2 0 0 9/SHOWBIZ/1 0/0 2/zombie.love/index.html?iref =24hours.

[4] IGN［訳注：テレビゲームなどの娯楽情報を扱うウェブサイト］ではこう評されている。「かつてプレーしたなかで最も美しく、最も雰囲気があり、どこから見ても最も怖いゲームだ」。http://cube.ign.com/articles/358/358101p1.html.

こんな台詞をいう。「治療のためにはまず理解しなければならない」。そのとおりだ。

さて、それではゾンビの理解にとりかかろう。ここから先では、神経科学が発見した事実、歴史的な注釈、個人の逸話、ゾンビや大衆文化からの大量の引例をまとめ、紹介していく。とりわけ、古典的・新古典的なゾンビの映画や小説に登場する多くのシーンを取りあげる。とくに、以下にあげる作品から物語の転換点となる場面を話題にすることになる。

- Night of the Living Dead（ジョージ・A・ロメロ監督／一九六八年／邦題：ナイト・オブ・ザ・リビングデッド）
- Dawn of the Dead（ジョージ・A・ロメロ監督／一九七八年／邦題：ゾンビ）
- The Return of the Living Dead（ダン・オバノン監督／一九八五年／邦題：バタリアン）
- The Serpent and the Rainbow（本／Wade Davis／一九八五年）
- Evil Dead Ⅱ（サム・ライミ監督／一九八七年／邦題：死霊のはらわたⅡ）
- 28 Days Later（ダニー・ボイル監督／二〇〇二年／邦題：28日後……）

● Shaun of the Dead（エドガー・ライト監督／二〇〇四年／邦題：ショーン・オブ・ザ・デッド）
● Land of the Dead（ジョージ・A・ロメロ監督／二〇〇五年／邦題：ランド・オブ・ザ・デッド）
● Fido（アンドリュー・カリー監督／二〇〇七年／邦題：ゾンビーノ）
● Zombieland（ルーベン・フライシャー監督／二〇〇九年／邦題：ゾンビランド）
● Feed（本／Mira Grant／二〇一〇年）
● The Walking Dead（テレビドラマ／二〇一〇年‐／邦題：ウォーキング・デッド）
● Warm Bodies（ジョナサン・レヴィン監督／二〇一三年／邦題：ウォーム・ボディーズ）
● World War Z（本＝Max Brooks／二〇〇六年／邦訳：World War Z　映画＝マーク・フォースター監督／二〇一三年／邦題：ワールド・ウォーZ）

本書の至るところにネタバレがあるから、ご注意願いたい。

いや、この言葉は取り消そう。いますぐ出かけてこれらの映画をすべて鑑賞し、これらの本をすべて読むようお勧めしたい。さあ、行って……待っているから。

戻ったかな？　よし。これで心置きなくネタバレできる！

●

本書は、私たちがほかの媒体に発表した以前のプロジェクトから素材を寄せ集めたものだ。私たちの論述の一部がブログや講演からとられていることに気づく人がいるかもしれない。だが、私たちはとっておきの話をすべて集め、あなた自身のゾンビ研究に役立ててもらうため、一冊の面白く簡潔な参考書を編集したのである。

さあ、ゾンビの科学者仲間たちよ……いざ、ゾンビ脳の世界へ!!!

第一章

グレイの(ゾンビ)解剖学

未開人の場合、精神や肉体に弱みをもつ者はすぐに排除されてしまう。生き残る者はきわめて良好な健康状態にあるのがふつうだ。
チャールズ・ダーウィン『The Descent of Man, and Selection in Relation to Sex（邦訳：人間の進化と性淘汰）』

あなたはいままさにゾンビの**脳**に関する本を読もうとしている。それについてしばしば考えてみよう。その考えを頭のなかで実際に反芻してみよう。あなたをここまで導いてきたさまざまな人生の決断を振り返ってみよう。

ここで、ちょっとしたメタ分析をやってみたい。いま取り組んだばかりの思考や反省について考えてみるのだ。まず、あなたは私たちがなかば創作的なプロセスを経て書いた短い文章を読んだ。それを理解し、それによって行動を変えた。頭のなかで記憶をたぐり寄せ、人生を振り返った。ことによると、私たちがどんな決断によって本書を書くに至ったかさえ考えたかもしれない。

あなたがいましがた経験し、本書を読むあいだ経験しつづける思考、記憶、感情のこうした融合物はすべて、脳のなかの電気化学的プロセスの果てしないシンフォニーの帰結である。あなたが行なった思考の各ステップ――このページに印刷された文字を見てから、言葉による私たちの要求にしたがうべく過去の記憶を呼び起こすまで――を実行するのは、あなたの頭蓋骨の内側にある灰白質《かいはくしつ》に張りめぐらされた神経の小規模なネットワークだ。

私たちは神経科学者として、人間がそうした「思考」をすべてやり遂げられるという事実には驚きを禁じえない。だが、思考のプロセスの一部ができないとしたらどうだろう？　できたとしても、それについて何の感情もわかないとしたら？　感情がわいたとしても、いっさい記憶できないとしたら？

神経科学の研究は組織、神経、シグナルだけを扱うわけではない。哲学、コンピューター、心理学に深く根ざしてもいる。それは非常に難しく、ときにすばらしく、往々にしていらだたしい問題である。

だからこそ、私たちはいまこうやって本を書いているわけだ。序論で述べたとおり、本書はたまたまゾンビ映画オタクでもあるふたりの科学者の手がけた本である。

このささやかな思考実験の目的は、歩く屍たるゾンビの身に何が起きたのか、正常な人間がいわゆる「心をもたない歩く死骸」[1]に変わってしまったのはなぜかを理解することだ。そのためには、人間とゾンビの双方で、脳が行動を引き起こす仕組みを理解する必要がある。だとすれば、まず脳とは何かを正確に理解しなければならない。

だが、ゾンビの灰白質に深入りする前に、一歩下がって、耳のあいだにはさまれた三ポンド（約一・三六キログラム）の小さな組織に目を向けてみよう。

脳スキャナーなしの神経科学

本章およびその後の数章で、科学捜査のための神経学という古典的アプローチを用い、ゾンビの行動の特徴を脳のさまざまな部位と結びつけてみたい。

それはどういうことだろう？

生きた人間の頭蓋骨の内部を撮影する大がかりな機械が使えるようになるまで、脳を研究するそもそもの科学的方法は古典的な**神経学**だった。神経学の主たる目的は、脳内でなんらかの不具合が生じた結果、患者に症状が出るのはなぜかを解明することだ。だがその過程で、健康な脳がどう機能しているかについてわかってきたことも多い。

[1]『ランド・オブ・ザ・デッド』に出てくる個性派俳優デニス・ホッパーの台詞。

一八〇〇年代なかばに神経学がはじまった当時、医師が脳の働きを推定するには人や動物の行動を観察するしかなかった。これは高度な技術であり、被験者の行動を注意深く精査することによって推論を進める必要がある。だが、こうした技術は一九世紀に神経学の出現とともに生まれたわけではない。実のところ、この種の研究は数世紀にわたってつづけられてきたのだ。

さらにいえば、私たちは**神経科学**（これは健康な脳の実証研究であり、脳障害を扱う医学の一部門である神経学とは対照的だ）を「現代の」科学的取り組みとみなしがちだが、脳や**神経**を行動に結びつける最初期の実験的研究は、古代ローマの医師ガレノスが西暦一五〇年から一九〇年頃に行なった実験や実演にまでさかのぼる。

忘れないでほしいのだが、これは脳撮像《イメージング》がはじまる二〇〇〇年近く前の話だ。テレビドラマの主人公のドクター・ハウスが患者をＭＲＩに送り込み、脳が健康かどうかをたしかめられるようになるはるか昔である。当時、医師や科学者はきわめて少ない情報をもとに多くの処置をしなければならなかった。当然ながら創意工夫をこらさざるをえない。こうして彼らは多くのことに取り組んだが、うまく行く場合もあれば行かない場合もあった。だが、ときには新たな発見もあったし、それによって脳に関するわずかな知識が少しだけ増えることにもなった。

たとえば、ガレノスは生きたブタを使った有名な実験で、呼吸調節に携わる神経を見つけようとしていて、喉頭《こうとう》（そのなかに声帯がある）の筋肉を制御する反回神経を誤って切ってしまった。すると生きたブタはキーキー鳴くのをすぐにやめたが、依然として動きまわって呼吸をしていた。こうして、多くの科学的大発見と同じように、ガレノスはまったくの偶然から声帯が制御される仕組みを発見したのである。

ガレノスは医師として、ローマの剣闘士、つまりきわめてケガをしやすい一団の人びとの治療にあたってもいた。頻繁に重傷を負うこの人びとを治療する過程で、ガレノスは脊髄《せきずい》を切断すると行動にどう影響するか、とりわけ切断部より低い位置でどこに麻痺が出るかを観察した。彼は動物を使った実験でこの研究をつづけ、脊髄の上端部を**脳幹**《のうかん》の位置で切断すると動物は死んでしまうことを発見した。こうした観察結果を通じ、脊柱に沿って発せられるさまざまなアウトプットによって、人間の手足がどう制御されているかが初めて垣間見えたのだ。

残念ながら、ガレノスが世を去ると、脳に関する知識の発展は長い停滞期に入ってしまう。こうした状態は、啓蒙運動によって科学的方法という考え方が復活するまでつづいた。一八〇〇年代の初め、マリー・ジャン・ピエール・フルーランが、ガレノスと似たような実験を行なうようになる。使われた動物はおもにウサギとハトだった。フルーランはその脳からさまざまな部位を除去すると、行動を観察し、脳の各部位が行動にどう関係しているかを見極めようとした。すると、除去した部位に応じて、動物はなんらかの能力を失うことがわかった。たとえば、筋肉の動きを調整する、呼吸を制御する、一定の認識機能を働かせるなどといった能力だ。これらの実験結果を通じ、脳が人間の生命を維持する仕組みに関して、まだ早い段階ながら貴重な知見が手に入った。

産業革命以降、一九四〇年代から五〇年代にかけて医学界が脳画像化技術を初めて採用するまで、こうした古典的な観察は神経学的文献の主体をなしており、医師がよりどころとすべきものはそれしかなかった。

さて、こんな想像をしてみよう。ときは一九一六年、あなたは軍医でひとりの兵士を診察している。この犠牲者は爆発に巻き込まれて頭部に強い衝撃を受けたが、命は助かった。しばらく気を失っていたが、その後回復している——目が覚めたいま、文字を書いたりフォークで食事をしたりするのが不自由な以外は。

あなたはこうした症状をどう診断するだろうか？　脳を画像化するツールはないことを思い出してほしい。患者の脳を撮影してこんなふうにいうことはできないのだ。「残念ですが、小脳が損傷しているようですね。そのせいで、文字がうまく書けないのです。しかし、できるだけの治療をしてみましょう」

仕事を進めるには、先行研究を——たいていはフルーランが使ったウサギやハトといった動物を——頼りに自分の診断を正当化するしかない。したがって、兵士が歯ブラシなどの日常用具の使い方がわからなくなったのは、脳のどの部位に損傷を受けたせいかを理解したければ、研究の鋭い才知を発揮しつつ神経学の先行文献から広範な知識を取り込まねばならない。こうした文献に見られるテクノロジーは、現代とくらべてはるかに少ない。ゾンビの脳に何が起きたのかを理解しようという話になれば、私たちの置かれた立場もこれとまったく同じだ。現実のゾンビの脳を手にとってＭＲＩのスキャナーに送り込むことはできない以上、観察による古典的診断法に頼るしかない。ゾンビの脳を診断するこの旅の第一歩は、脳とさまざまな部位の基本的なロードマップをつくることだ。ゾンビの脳のどこがおかしくなっているのかを分析しようとするとき、これが役立つだろう。

広範な生物学的コミュニケーション・ネットワーク

脳はあらゆる自発的行動を引き起こす器官だ。朝、あなたをベッドから引きずり出すのも脳。夕焼けを眺め、バラのにおいをかぎ、チョコレートを味わい、サッカーボールを蹴り、向かってくるゾンビの頭に大斧を振りおろすことができるのも脳のおかげだ。

基本的に、脳は**ニューロン**および**グリア**と呼ばれる無数の小さな細胞の集まりにすぎない。ニューロンの働きは小型の入出力素子、たとえばコンピューターのトランジスタに似ているが、もう少し複雑だ。ニューロンの上端には**樹状突起**《じゅじょうとっき》と呼ばれる小さな突起があり、ほかの細胞から情報を受けとれるようになっている。ここから入ってくる情報は、つづいて細胞の中心部にある**細胞体**を通過する。この細胞体が**灰白質**――ニューロンを含む脳の一部――という名称のもとになる[2]。灰白質では細胞体が密集しているため、細胞体のない組織よりもやや暗い色に見えるからだ。樹状突起から入ってくる情報が細胞体で統合されると、「発火」の決定である。本当に火が出るわけではなく、電気化学的な信号が発生するのだ。この信号は**軸索**《じくさく》と呼ばれる長い突起を通って外に向かって伝送される。軸索はときに**白質**と呼ばれることもある。そう、それが白く見えるからだ。要するに、軸索は人間にとってのコンピューターである脳の生物学的な通信回線だと考えられる。その末端ではそれぞれの軸索に**軸索末端**と呼ばれる枝分かれした多くの小さな突起があり、ほかの細胞の樹状突起とつながっている。樹状突起が一本の木の枝だとすれば、軸索は幹であり、軸索末端は根なのだ。

それぞれのニューロンは、電荷を生み出すことでほかのニューロンとコミュニケーションをとる。電荷が引き金となって細胞の軸索から化学物質が放出され、下流の細胞の樹状突起とのあいだのわずかな隙間を超えるのだ。この隙間は**シナプス間隙**と呼ばれる。これらの化学物質（**神経伝達物質**や**神経調節物質**などと呼ばれる）は下流の細胞の電圧を変え、それ自体に多かれ少なかれ**活動電位**を発生させる。こうした伝達プロセスは脳

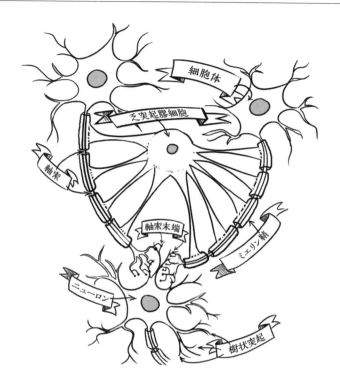

図1.1　脳細胞にはコミュニケーター(ニューロン)とサポーター(グリア)がある。ともに、細胞を生かしておく機構を有する細胞体をもっている。ニューロンは通信回線に似た構造物(軸索)を通じて電気的刺激(活動電位)を送り、コミュニケーションする。軸索の先端は接続部(シナプス)となっており、シナプスは次のニューロンの突起(樹状突起)にほぼ接している。コミュニケーションを担う分子(神経伝達物質)はこの隙間に放出され、次の細胞の樹状突起の受容体に付着する。グリアは脂質の被覆(ミエリン鞘)によって軸索を絶縁し、近くにある分子や神経伝達物質を一掃する手助けをする。

[2] その外観は実はオートミールに近いのだが、細かく描写したらあなたは二度とオートミールを食べたくなくなるだろう。

の基本的な情報処理法である。つまり、つながっている細胞から送られてくるシグナルをもとに、ひとつの細胞が発火する（あるいはしない）と決めるのだ。これについては次章でもう少し説明する。

だが、先に述べたもうひとつの細胞、グリアはどうなるのだろうか？　そう、ほとんどの神経科学者は長いこと、グリアはいわば神経のサポートスタッフのようなものだと考えていた。神経が神経伝達物質を放出する際にあちこちで散らかすゴミを始末してくれるのだ。また、神経を健全に保ち、細胞間のコミュニケーションを促す手助けもする。いまのところ、グリアをサポートスタッフと考えるこうしたモデルは正しいように思える。一方で、この細胞の果たす役割はそれよりはるかに大きいことがますます明らかになりつつある。毎年、グリア自体がある程度の情報処理を行なっていることを示す研究が増えている。とはいえ、こうした情報処理がどんなもので、行動にどう関係しているかという点は依然として大きな謎のままだ。

では、これらすべての細胞はどうやって脳を機能させているのだろうか？[3]

ここしばらくのあいだに、脳は大規模な相互接続ネットワークであることがわかってきている。もちろん、このネットワークの巨大さに関する当初の評価はいささか過大だった。たとえば、一九三三年六月二五日付け『ニューヨーク・タイムズ』のある記事にはこんな見出しがついていた。「脳の電話回線は一のあとにゼロが一五〇〇万個もつづくほど大きい――科学者の知る数字は天文学も顔色を失うほど桁外れ」。それが本当なら、ニューロンとそこに含まれる軸索のサイズに関する私たちの知識が正しいとして、人間の脳は太陽系よりもやや広い空間を占めることになってしまう。だが、こうした数字が少しばかり大げさだったとはいえ、ニューロンの数は実際にとても多い。細胞は八〇〇億〜一〇〇〇億個もあり、それぞれの細胞が一〇〇〜何万もの接続部をもっている。基本的に、脳は大量の接続部をもつコンピューターネットワークとして機能しており、接続部は数兆にもおよぶ。

コンピューターネットワーク企業のシスコによるレポートをもとに、この点を大局的に見てみよう。二〇一三年の時点で、インターネット全体でアクティブな接続は約一〇〇億ほどあったという[4]。二〇二〇年になってもこの数字は五〇〇億にさえ届かないはずだ。したがって、人間の脳に存在する接続部の密度は、現在のインターネット全体とくらべて一〇万倍近く高いことになる。

とはいえ、一歩下がって顕微鏡を使わずに脳を眺めてみれば、とてもしわしわに見えることにまず気づくはずだ。この組織はまるでシャー・ペイというイヌの顔のようにみずからを折りたたんでいる。人間の頭蓋骨には脳細胞をすべて収めるだけの余裕がないため、脳は頭蓋骨のなかでできるだけコンパクトになるようぐしゃりと押しつぶされている。この折りしわの山の部分は**脳回**、谷の部分は**溝**《こう》と呼ばれる。神経科学者としての

[3] ここでは本物の人間の脳のことを指している。というのも、この先はずっと作り話のゾンビの脳について語ることになるからだ。

[4] http://newsroom.cisco.com/feature-content?type=webcontent&articleId=120 8342.

私たちの仕事は、これらの山や谷をさまよい歩き、どの山のおかげで顔を見ることができるのか、どの谷のおかげで腕を動かせるのか、どんな神経コードのおかげでこうした脳回や溝をまたぐコミュニケーションが可能となるのかを理解することである。

脳のロードマップ

本書ではおもに、脳に見られるこうした山や谷に焦点を当てていく。もちろん、その内部深くに埋もれた実に複雑なニューロンの集団（神経核と呼ばれる）も考察の対象となる。一見すると、脳はひだとしわのランダムな集合にすぎないと思えるかもしれないが、実際は、きわめて整然と組織されている。人間の脳をつくりあげているさまざまな部位を見ていこう。

●爬虫類の脳●

人間の脳をめぐる私たちの旅は、すでにゾンビ的なものと結びついている領域からはじまる。『The Zombie Autopsies』（二〇一二年）という小説で、精神分析医のスティーヴン・シュロズマンがあげるのは、ふらふらと歩くゾンビの脳が破壊されており、いわゆる「クロコダイル」あるいは「爬虫類」の脳だけが機能しつづけているという事例だ。

このクロコダイル脳とは何であり、脳のほかの部位とはどう違うのだろうか？

原始的な「爬虫類」脳という概念を初めて提示し、それが一人ひとりの人間に備わっているとしたのは神経科学者のポール・マクリーンだ。この考え方はその後、カール・セーガンを通じて一般に広まった。セーガンは著書『The Dragons of Eden』でこの概念を大いに援用したからだ。マクリーンによる脳の概念的枠組みでは、脳は三つの異なる複合体からなるとされている（その名前は重要ではないが、完全を期していえば、それぞれ**爬虫類脳**、**旧哺乳類脳**、**新哺乳類脳**と称される）。そのため、この枠組みは「三位一体脳モデル」と呼ばれている。これらの位置関係は、いまでもある程度使われている周知の解剖学的区分にほぼ重なっている。

ここまではいいだろうか？

残念ながら、マクリーンの仮説では、これら三つの複合体は異なる進化段階に対応しており（実は対応していない）、ある程度まで相互に独立していて（おそらく独立していない）別々の「意識」を生み出すと考えられていた。要するに、動物はそれぞれみずからの進化の発展段階に応じて、違うタイプの**意識**をもっているはずだというのだ。こうした考え方はなるほど興味深いものではあるが、現代の神経科学にしたがえば、人間は対立する別々の意識をもっているのがふつうだという主張には根拠がない。大半の脳領域のあいだで大量のコミュニケーションが交わされている事実を考えれば、それも当然だろう。

こんな前口上を述べたのも、すべてはこういいたいがためだ。この「爬虫類脳」という言葉は脳と進化の相互作用について誤った印象を与えるため、神経科学者はあまり好きではないと。それにもかかわらず「爬虫類脳」という名称は定着してきたし、皮肉ながら神経科学者はその場しのぎに（手っ取り早く話を進めるために）この言葉を使うだろう。注意すべきなのは、爬虫類の脳は人間の脳に劣らず「進化」しているということだ。なぜだろうか？　そう、地球上のあらゆる現存種は、同じだけの時間をかけて進化してきたからだ。クロコダイルをはじめとする爬虫類、あるいは「知的に劣っている」動物たちは、それぞれ異なる進化的圧力に対応すべく進化してきたにすぎない。クロコダイルにとって、橋をつくったりフェイスブックの近況報告をセンスよく更新したりできる賢さは無用の長物だ。水牛の捕食や種の繁栄にそんなものは必要ないからである。

さて、爬虫類脳は細胞のいくつかの大きな集合体で構成されるが、これを神経核という。この神経回路で最も目につきやすい部分は、**扁桃核**《へんとうかく》と呼ばれる神経核だ。扁桃核はアーモンドくらいの大きさで、こめかみのうしろあたりに位置している。それはひとつどころではない機能を担っており、たとえば「闘争・逃避」行動や感情制御など、基本的な生命維持に結びつく多くの異なる活動にかかわっている。

脳のさらに奥まったところに**視床下部**《ししょうかぶ》と呼ばれる別の領域がある。この小さな神経核の集まりは、飢え、眠り、緊張などを統制している。視床下部という名前がついているのは、それが文字どおり**視床**と呼ばれる別の領域の下に位置しているからだ。視床は脳の主要な電話交換台のようなもので、**新皮質**（これについては次の節で述べる）のほぼあらゆる領域と、新皮質の下にあるその他多くの領域（皮質下領域と呼ばれる）に情報を送る役目を果たしている。最後に、爬虫類脳に欠かせないもうひとつの部位を構成するのが**大脳基底核**という神経核だ。大脳基底核は相互につながったさまざまな神経核の集まりで、新皮質とのあいだでコンピューターのように小規模なループをつくっている。

これについては第四章でさらに述べる。

◉爬虫類脳から人間的ネットワークへ◉

神経科学者は現在、「爬虫類脳」を構成する脳領域を**深部脳領域**と呼んでいる。これは要するに「新皮質ではない」ことを表わす脳科学者なりの言い方にすぎない。私たちがこの言葉を使うのは、これらの領域の大半が脳の奥深くに位置しており、頭蓋骨のふちから遠く離れているからだ。

「深部脳領域」と「新皮質」のこうした違いを理解するには、脳の解剖学的構造と進化について少しばかり知る必要がある。ミミズのようなきわめて単純な生物の場合、「脳」は基本的に脊髄にすぎない。体から感覚情報を受けとり、行動につなげるわけだ。こうした反応は反射運動よりやや複雑なだけである。もっと複雑な生物は、視覚、味覚、聴覚といった高度な感覚能力をもっているので、その感覚を処理するための神経構造も大がかりになっている。最後に、きわめて複雑な動物は、記憶、**報酬**、認知制御、目標指向行動といったいっそう高度な**認知**領域にかかわる脳部位をもっている。目標指向行動とは、たとえばゾンビの群れを寄せつけないためにバリケードを築くといった先を見越した行動のことだ。

だが、公平を期すためにいうと、こうした概念化でさえ専門的に見て一〇〇パーセント正確というわけではない。信じてほしいのだが、初期の科学理論のあいまいな世界で暮らしているとときどき疲れてしまうことがある。

こうした複雑さの各レベルについては、こんな考え方ができるかもしれない。より単純で「より古い」行動を引き起こす神経構造の上に、より高度な神経構造が重ねられているのだと。赤い粘土塊がひも状に引き延ばされている様子を思い浮かべてほしい。これが脊髄であり、基本的な動作、反射運動、触覚の伝達などのために必要となる部分だ。次に、オレンジ色の粘土塊をその上に載せる。これが脳幹であり、複雑な動作をしたり

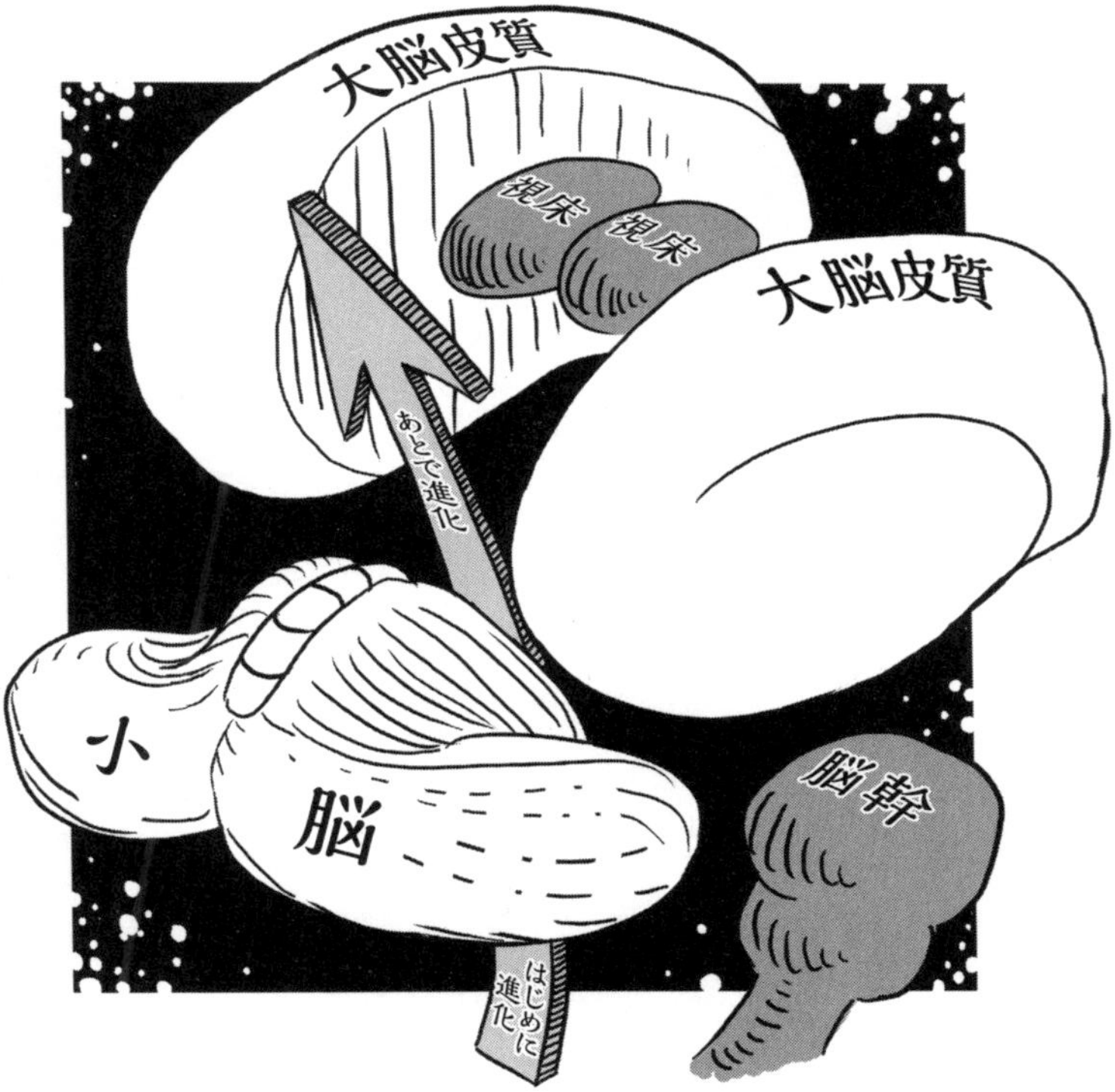

図 1.2　脳にはさまざまな下位領域が含まれており、進化の観点からして最も原始的なのが脊髄だと考えられることが多い。動物の神経系が複雑さを増すと、脳幹や小脳といった異なる脳領域が脊髄の上に「増築」される。6層の完全な新皮質をもつのは哺乳類だけだ。

呼吸などの基本的な生命機能を維持したりするのに欠かせない。さらにその上に、黄色い粘土の塊をドンと置く。これが**中脳**で、光や動きの感知といった低レベルの視覚過程にかかわっている。中脳にはドーパミンニューロンが含まれており、これが運動や報酬シグナル、あるいは重要な環境変化のすばやい探知に一定の役割を果たすと考えられている。この階層の上に視床として緑のボールを置く。これは、次につづく大きな青い階層と感覚器官のあいだの「門番」だ。

大脳皮質（新皮質はこう呼ばれることがある）——ほかのすべてのものを取り囲むように配置されたあの青い大きな粘土塊であり、ラテン語では文字どおり「樹皮」や「外皮」を意味する——は、たいていの人が「脳」について考える際に思い浮かべるものだ。折りたたまれた巨大な部位であり、表面にはたくさんの丘や谷が刻まれている。大脳皮質はあらゆる哺乳類に見られ、私たちを取りまく世界に存在する意識の特徴の多くがこの部位なくしてはありえない。クロコダイルなどの爬虫類は、この青い粘土塊としての皮質をいっさいもっていない。だが、脊髄、脳幹、中脳——基本的な生命機能の維持に欠かせない領域——をもっているのは間違いない。

興味深いことに、一つひとつの脳構造はそっくりであり、それぞれがふたつ存在している。脳の左半分にひとつ、右半分にひとつだ。私たちがいうこの**左右相称の組織**が重要なのは、そのおかげでいくつかの行動を同時に、かつなかば独立して実行できるようになるからだ。

たとえば、私は右手を使ってひとりのゾンビを銃で撃ついっぽう、左手にもったバットでよろよろと向かってくる別のゾンビを追い返すことができる。こうした行動をとるために、私の脳の**運動皮質**の左半分（大脳皮質において運動を担う部位であり、第三章で論じる）が引き金を引くよう右手にシグナルを送りつつ、運動皮質の右半分が左腕の筋肉を動かして襲ってくるゾンビを近づけないようにするのだ[5]。

私たちが「なかば独立して」というのは、私が両手でふたつのことをしようと意識して決めても、気にする必要のない意識下の情報処理がいくつも行なわれているからだ（私は「左の指伸筋を四五％収縮させ、右の外腹斜筋に一二キログラムの体重をかけて体の向きを一三度変える」などと考える必要はない）。脳のふたつの半球に起因するこうしたすべての運動は、半球のあいだはもちろん、深部脳領域と新皮質のあいだで情報を統合することによって引き起こされる。

深部脳領域は一見すると実に単純な仕事をしているように思えるかもしれないが、実際には自力で「脳」を正常に機能させている。深部脳領域は複雑な視覚情報を処理できるし、新皮質の助けを借りることなくかなり複雑な決定をくだせるのだ。

映画『ジュラシック・パーク』（スティーヴン・スピルバーグ監督、一九九三年）で、雨の降る夜にTレックスがグラント博士と子供たちを襲おうとするシーンを覚えているだ

[5] とはいえ、これがまさに問題となるのは、ふたつの運動皮質が脳梁と呼ばれる密集した白質の線維束を通じて相互に通信するからだ。そのためあなたがバットを振ると、銃をもった腕も同じように動いてしまい、狙いが狂うことがある。あなたに脳梁がある以上、こうした攻撃法はお勧めしない。

ろうか？　グラント博士はレックスに向かって動くなと叫ぶ。じっとしていれば、Tレックスには彼女が見えないはずだと思ったからだ。青い粘土塊である大脳皮質をもたない爬虫類のTレックスには、夜間に雨のなかでふたりの人間が車に寄りかかっている複雑な映像は、繊細すぎて見分けるのが難しい。だが、光が変化したり何かが動いたりといった大ざっぱな特徴なら簡単に識別できる。これは、中脳――脊髄と脳幹の上に位置する黄色い粘土球――にある**上丘**《じょうきゅう》[6]と呼ばれる神経の集団が、動きに対してきわめて強く反応するからだ。動きがなければ神経は反応せず、したがって視覚も機能しない。

上丘（左右両側の脳にあるそっくりな細胞の束を指すなら小丘）および脳の深部にある別の神経核は、新皮質の高級な神経回路がなくても、動いている標的の視覚処理ができるし、かみついたり手を伸ばしたりといった運動を制御できる。Tレックスのような爬虫類はきわめて有能なハンターである。その能力を支えているのは、私たち自身の脳に深く埋め込まれた神経回路に似たものなのだ[7]。

進化とともに脳領域が「増築」されるという意味は、数百万年にわたって変化する進化的圧力を受けたあとでも「より古い」脳領域が排除されることはなく、むしろ最適化されて別の目的に利用されるということだ。三位一体脳の理論がどう形成されてきたかおわかりだろうか？　人間の脳深部はクロコダイルの脳にすぎず、その上に新皮質が載っているのだと考えるなら、その理論も筋は通っている。だが、もちろんそんなことはない。

　哺乳類にも上丘があるおかげで、私たちは視覚運動を処理できる。また青い粘土としての新皮質にも、視覚にかかわる「より高度な」別の脳領域が存在するため、動作のような低いレベルの視覚特性を、輪郭や色といった別の視覚特性と統合できる。だが、一部の哺乳類はほかの哺乳類よりも大きな上丘をもっている。実際、脳全体の大きさと上丘の大きさの比から、ある哺乳動物がライオン、トラ、オオカミのような捕食動物か、あるいはヒツジ、ネズミ、ウシのような餌動物かをおおまかに知ることができる。

　どうして上丘の大きさからそんなことがわかるのだろうか？　進化という観点から、ヒツジが種として存続するには何が重要かを考えてみよう。ヒツジにとって、むしゃむしゃ食べようとしている草の葉の細部を注視する能力が本当に必要だろうか？　そうでもないだろう。どうしても知る必要があるのは、オオカミが森の切れ目から飛び出してきて自分をずたずたに引き裂くかどうかだ。

　つまり、私たちは動物の脳について詳しく知るだけで、その行動を学べるのだ。視覚動作を本当に気にかける必要のある動物は、比較的大きな上丘をもっているはずだ。一次性感覚としてにおい（嗅覚）に依存している動物は、そうでない動物より大きな**嗅《きゅう》球《きゅう》**をもっているはずだ。これが目下検討中のゾンビ問題にとって重要なのは、ある生物の行動を観察することによってその脳について推測できることになるからである。

[6] 少なくとも、哺乳類と鳥類ではそう呼ばれている。正直にいえば、Tレックスの脳にあるものをなんと呼べばいいかはよくわからない。科学者は実際にはTレックスの脳を一度も見たことがないからだ。

[7] 下丘もあることに注意してほしい。それは中脳に位置する聴覚系の一部だが、ここでは関係ない。

クロコダイルは獲物を捕まえるのに手の込んだ罠を仕掛ける必要はない。ゾンビも同じだ。だが、人間は罠を仕掛ける。ゾンビは獲物（人間）を探し出して追跡し、何のためらいもなく急襲する必要がある。**感情**と**認知**はおもに、脳の新皮質の外層と「より古い」深部脳構造のあいだの相互作用を通じて実現されるが、この感情と認知自体が行動に何層もの複雑さをつけくわえるのだ。

◉新皮質◉

では、人間の行動を複雑なものにする新皮質の外層とはどんなものだろうか？　人間の新皮質は通常、**葉**《よう》と呼ばれる四つのセクションに分類される。脳の後部にあるのが後頭葉で、もっぱら視覚過程にかかわっている。後頭葉のすぐ前には**頭頂葉**（上側）と**側頭葉**（頭頂葉のすぐ下側）が位置している。頭頂葉は感触や温度といった体や皮膚からの情報を統合し、空間感覚の形成にも一役買う。とりわけ、さまざまな環境をくぐり抜ける際に周囲の事物に注意を払うことに関係する。その下に位置する側頭葉は、ゾンビのうめき声などの音に反応する神経をもち、記憶形成、物体認識、情動反応の規制に携わる脳領域を含んでいる。

脳の一番前、目の真上の部分にあるのが**前頭葉**だ。この領域（厳密にいえば多くの小さな領域）は人間の認識力のありかだとよくいわれる。前頭葉の後部、頭頂葉とのちょうど境目に運動皮質がある。この部位は最終的に骨格筋とコミュニケーションをとる神経をすべて含んでいる。骨格筋があるおかげで、私たちは体を動かしたり、襲いかかってくるあのゾンビたちから逃げ出したりできるのだ。前頭葉のそれ以外の部分はさらに複雑な機能をもっており、よく理解されていない面も多い。とはいえ、前頭葉に含まれる神経は私たちが何かに注意を向ける際や、銃を何度撃ったか、弾丸はもう一発残っているかなどを短期間覚えておくのに役立つことはわかっている。

ごく簡単にいえば、これらの新皮質領域は、感覚情報を入手して運動出力に変換する一連の情報の流路だとみなせる。こう想像してみよう。道を歩いてくる一群の者たちから逃れるため、あなたはフェンスをよじ登っている。彼らはズボンをはいたあなたの足をつかもうとぎこちなく手を伸ばしてくる。こうした認識は、目、耳、皮膚から入ってくる三つの情報の流れとしてはじまる。この流れはまず、後頭葉、側頭葉、頭頂葉にそれぞれ存在する一次感覚領へと中継される。視覚情報の流れは脳の後部ではじまり、次の領域へと進んでいく。ここで、自分に迫ってくるこの生物は何者であり、自分から見てどの位置にいるかが確認される。この情報は（うめき声を聞く）聴覚皮質と（ゾンビの指が足首をひっかくのを感じる）**体性感覚皮質**からの情報の流れと統合される。こうしてひとつにまとめられた情報の流れによって、次の事実が裏付けられる。これらの生物はあなたの足をつかもうとしている飢えきったゾンビであり、足をひっかいているふわふわした子猫ではないのだ。

こうして集められた情報の流れは前進をつづけ、前頭葉に入る。前頭葉のさまざまな領域は、入ってくる情報をすべて追跡し、あなたにできるいくつかの行動――「登りつづける」「そいつらの顔を蹴る」「あきらめる」――をピックアップし、どの行動が最善かを判断する（「そいつらの顔を蹴る」）。前頭皮質は深部脳領域とのループを通じて、必要な行動を起こすための一連の出来事の引き金を引く。脳の前方にある領域から、新皮質のど真ん中にある運動皮質へ情報を移動させるのだ。ここから、運動皮質はほかの深部脳領域と協力して筋肉を働かせ、必要と判断された蹴りを入れる。こうして、それぞれ異なる感覚情報の三つの流れがひとつの川に合流し、協調的な防御行動を生み出すのだ。

さて、私たちは記憶や感情といった別の現象を思考過程と切り離せるかのように語るが、人間の認識力はそれほど截然と区別されるわけではない。激しい感情にとらわれたり認識力を酷使したりすると、刺激への反応が鈍ることが経験的にわかっている。おそらくあなた自身、問題を「考えすぎる」場合などに、こうした事態に陥った覚えがあるだろう。自分がやっていることについて過剰に考えるよう努力してみてほしい。すると、自分のスキルが突如として少し落ちることに気づくはずだ。だが、ビールの一杯か二杯でも飲んでその内なる声をしずめれば、ボーリング、ダーツ、ビリヤードなどをする能力はやや向上するかもしれない。たとえば、オタク向けコミックのXKCD（https://xkcd.com/323/）では「バルマーピーク」なるアイデアが紹介されている。何杯かやったあとにはプログラミング能力が劇的に向上するというのだ。もっとも、飲み過ぎればこの生産性の上昇はあっというまに失われてしまう（Jarosz ほか、二〇一二年）。同じように、あなたが冷静さを失い、近づいてくるゾンビを本当に怖がっていれば、手は震え、意思決定はひどく損なわれるだろう。

考えすぎが私たちの反応を鈍らせ、行動への衝動にブレーキをかけるとすれば、それはゾンビの脳にとって何を意味するだろうか？　青い粘土としての新皮質のおかげで、私たちはこんな能力を手にしている。複雑な問題を分析する、広い社会的文脈のなかで自分の行動を考える、仲間である人間に対して共感や同情を覚える、成功や失敗について反省する、過去の情報を利用して将来の結果を想像し、不測の事態に備える。クロコダイルが獲物を襲うとき、こうした思考をどこまでしているだろうか？　ゾンビにとって、そうする必要がどこまであるだろうか？

ゾンビがひしめく地への旅

さて、正常な人間の脳について少しばかり知ってもらったところで、正常とはいいがたいゾンビの脳の探究にとりかかろう。以前に述べたとおり、私たちはゾンビの行動の観察を通じて、その脳で何が起こっているかを推測する。その際に土台となるのが、脳と行動の関係をめぐる神経科学の知見だ。

まずは「ゾンビ」という言葉で何を意味するかを定義しなければならない。「ゾンビ」と口にするとき、あなたが意味するのは『ナイト・オブ・ザ・リビングデッド』に出てくるぎこちなく歩く生物だろうか、それとも『28日後……』の怒りっぽいゾンビだろうか？　ヴードゥー教の言い伝えにある現実の存在もゾンビに含めるだろうか？

目的を達するため、私たちはゾンビに見られる症状の堅苦しい臨床的な定義を考え出した。観察から（また科学における頭字語への偏愛から）、その症状を意識欠陥活動低下障害（ＣＤＨＤ）と「科学的に」分類したのだ。この定義によれば、このシンドロームに苦しんでいる人は十分に覚醒した意識を欠いており、脳活動全般の低下を示すのがふつうだ（もちろん、彼らが空腹だったり怒ったりすれば話は別）。だが、私たちは最終章でこの堅苦しい診断を再び取りあげることにしたい。

この先の一〇章で、私たちは十分に発達したみずからの新皮質を駆使し、ゾンビの脳がどう見え、どう機能していると考えられるかについて、うんざりするほど詳細な説明をうまく伝えていきたい。その目的は、世界滅亡後の風景のなかをよろよろと歩くゾンビをやっつけることだ。

いうまでもないが、そこで展開される事態はやや奇妙なものとなる。

第二章

ゾンビは不死身羊の夢を見るか?

「やつらがやってくるよ、バーバラ……やつらが君のところにやってくる。ほら、もうそこにひとりいる!」
『ナイト・オブ・ザ・リビングデッド』(一九六八年)より
ジョニーの台詞

すべてがはじまったのは一九六八年、ペンシルヴェニアの片田舎の農地にある小さな墓地でのことだった。バーバラとジョニーは父親の墓に向かっていた。ジョニーはいたずら好きの悪ガキで、夜中に聞こえる物音を怖がるバーバラをからかおうとしていた。「やつらがやってくるよ、バーバラ」。妹が墓地を怖がっているのを思い出して、ジョニーはいう。「やつらがやってくるよ、君のところにさ!」

ジョニーがこの有名なからかいの言葉を発したあと、謎めいた見知らぬ人物が現れ、よろよろとふたりのほうに向かってくる。観客は初め、この人物は酔っぱらいか、あるいは病気なのかもしれないと考える。口をあんぐりとあけ、ぎこちなくたどたどしい足取りであてどなくさまよい、ジョニーとバーバラにゆっくりと近づいてくる。

ふたりのきょうだいのうちひとりだけが、このよろよろと歩く見知らぬ人物にただならぬものを感じ、つかみかかろうとぎこちなく伸びてくる手をとっさに避ける。もうひとりは死ぬことになる。いや、正確には死ぬわけではない。ジョニーをあっというまに片づけたあとで、この残忍な悪鬼はカメラのほうを振り向き、遠くを見るようなうつろな目をあらわにする。

オリジナルの『ナイト・オブ・ザ・リビングデッド』に出てくるこのシーンは、現代的なゾンビ・ホラー映画を私たちに初めて見せてくれたし、半世紀近くにわたって数世代にわたる映画ファンを怖がらせるとともに魅了してきた。現代的なゾンビが初めて描かれたこの場面でさえ、私たちが目にするのはたんなる残忍なモンスターではない。意志や意図を反映するあの覚醒の輝きをいっさいもたない何かなのだ。この何かが、私たちが——ほかにふさわしい言葉がないので——意識と呼ぶものをもっていないのは間違いない。

ハイチのゾンビとナトリウム・チャンネル

神秘的な宗教儀式であれ、象牙の塔の哲学講座であれ、血なまぐさいホラー映画であれ、ゾンビについて語ろうとする人は、直接間接に脳について語らざるをえなくなる。頭のなかに収まった三ポンド（約一三六〇グラム）の組織塊があらゆる自発的行為の根源であることを考えれば、脳を避けて通れない理由は容易にわかる。結局のところ、私たちのあらゆる行動は脳に起因するのだ。

ゾンビとその脳を本当に理解するには、植民地後のハイチに身を置いてみる必要がある。「ゾンビ」という言葉はカリブ海域諸島で信じられているヴードゥー教に起源をもち、生ける屍を意味している。カリブ文化に見られる特徴はたいていそうなのだが、ヴードゥー教もまたアフリカからやってきた伝統に根ざす一方で、奴隷貿易のあいだに強制された苛酷な宗教的・社会的教えに適応しつつ発展してきた。ヴードゥー文化には神聖かつ秘密の儀式がたくさんあるが、なかでもゾンビをつくる風習は、ことによると最も物議を醸すものかもしれない。そのため、ハイチではこの行為は公式には違法とされている。

ハイチの田舎では、ヴードゥー教の司祭（**ボコール**と呼ばれる）の行為は理不尽で悪意あるものでは決してなく、ゾンビをつくる儀式は強力な社会的・文化的機能を果たしている。実のところ、それは非公式な司法による処罰として働いているのだ。コミュニティに脅威をもたらしたり、なかなか解決しない問題を引き起こしたりする人物は、リーダーで構成される秘密結社によって裁判にかけられる。処罰が必要との判決が下れば、ときにはボコールに頼んでその人物の魂を抜いてもらうこともある。「死」を招き、魂に不可欠の部分――チ・ボナンジュ、すなわち小さなよい天使と呼ばれるもの――を肉体から切り離すのだ。ヴードゥー教では、こうしてつくられた肉体を死体という。それが「生き返る」と、ゾンビの肉体は運び去られ、島の別の土地でボコールの意思にしたがって働かされる。

霊的信仰は別として、ゾンビをつくる儀式の機能は、問題のある人物を選び出して別の場所へ移すことだ。そのために、彼らに自分はもはや魂を支配していないのだと信じ込ませる。こうした形の奴隷制度は、肉体と同じくらい心理を拘束するものだ。ゾンビは鎖につながれて連れ去られるだけではない。自分はすべての自由意思を失ってしまったと本気で信じている。命を落として埋葬された人が、その数週間後、まるで死の淵からよみがえったかのようにハイチの通りを歩いているのを目撃されたという事例がいくつか報告されている。こうした報告はめったにないものの、それらの話は十分に筋が通っているため、大学に属する生物学者やBBCのジャーナリストといった神秘主義とは無縁の人びとも興味をもちはじめたほどだ[1]。

こうした話は脳とどう関係するのだろうか？　そう、民族植物学者のウェイド・デイヴィスの人類学的研究では、ハイチのゾンビづくりのプロセスは神経科学の原理に大きく依存すると仮定されている。とりわけ、人をゾンビにするというヴードゥー教の習慣において、実に興味深いふたつの神経薬理学的物質が利用されているという。**テトロドトキシン**とチョウセンアサガオだ。テトロドトキシンは多くの動物、とりわけフグの体内で生産される神経毒だ。この毒は、脳内神経のコミュニケーションをつかさどるシステムを損なう働きをする。こうした特性のせいもあり、日本の珍味であるフグを味わうことは、大いに好奇心をそそるとともに実に危険な経験となる。適切に調理していないフグを食べると、死んでしまうのだ。

具体的にいうと、ヴードゥー教の司祭は人を麻痺させるこの特質を利用して犠牲者に毒を盛り、危うく命を落とすような麻痺を持続させ、仮死状態に陥らせる。体からテトロドトキシンが抜け、再び目覚めるまでこの状態がつづく。

ヴードゥー教のゾンビづくりのプロセスを理解するには、まず神経の働き方についてもう少し知る必要がある。神経は小さな「スパイク」を相互に送りあうことでコミュニケーションをとっている。このスパイク、すなわち**活動電位**は、とても明快な電気化学的コミュニケーションのプロセスを反映している。通常、脳内の神経は負に分極している。負に帯電した分子、つまり陽子より多くの電子をもつ分子が、細胞の外側より内側に多く存在するということだ。そして、帯電した分子は実は不均衡を嫌う。

この不均衡状態は、細胞の極性を支配しようとする一種の戦争だと考えられる。正に帯電したイオンの軍勢が細胞壁の外側を包囲している（栄光ある正の将軍万歳！ウォー！）。細胞の内側は負に帯電した軍勢に守られている（どんな犠牲を払ってでも負の王を守らねばならない！）。現実の要塞と同じように、細胞には出入りできる門が存在する。**イオン・チャンネル**と呼ばれるこれらの門は、一定のタイプの分子しか通れない。正に帯電した侵入者——たとえばナトリウムイオン——だけが入れる門もあれば、負に帯電した守備隊の援軍——たとえば塩素イオン——だけが入れる門もある。

ほかの神経から入力信号が届くと、細胞の電気的バランスをめぐるこの戦いに圧力がかかる。ほかの細胞から入力信号が届くたびに、正に帯電した小さなスパイが城のなかに放たれると考えてみよう。細胞がやや**減極**したといわれる状態だ。最終的に十分なスパイが入り込むと、正のイオンが通る門が崩壊し、帯電した侵入者がなだれこんでくる（「ウォー……負のやつらを殺せ!!!」）。さあ、こうなると細胞内の電気的活動が高まってくる。あなたがカーペットに足をこすりつけたあと、ドアノブに触って放電するまでのあいだと同じ状態だ。こうした電気の小さなスパイクが活動電位そのものであり、結果として、

[1] この魅力的な科学ミステリーについては、ウェイド・デイヴィスの著書『蛇と虹——ゾンビの謎に挑む』で詳しく述べられている。その内容は同名の不幸な映画とはまるで違う。

細胞はつながっているほかの細胞に少量の化学的伝達物質を放出する。するとそれらの細胞も減極し、やがてみずから活動電位を生じさせる。

もちろん、あらゆる壮大な戦いがそうであるように、最終的にはほかのチャンネルが開いて正に帯電した侵入者は追い出される。負の極性が回復し、細胞は再び戦えるようになるわけだ。

では、こうした状況でテトロドトキシンはどんな働きをするのだろうか？ 正に帯電したナトリウムイオンが通るチャンネルを塞いでしまうのだ。テトロドトキシンは基本的に細胞の電気的「防御」を強化するのだが、そのためにみずからを文字どおり門に詰め込み、正に帯電している侵入者が細胞内に入れないようにする。こうして、細胞が活動電位を発生させるチャンスを減らす。

テトロドトキシンがとりわけ有効なのは、肉体の周縁にある筋肉の神経に作用する場合だ。肉体には二種類の筋肉、つまり随意筋《ずいいきん》と不随意筋があることに注意してほしい。随意筋とは通常「筋肉」について考えるときに思い浮かぶもの、すなわち、腕、足、顔、首などの、動かしたいときに動かせる筋肉のことだ。不随意筋とは、たとえば心臓、目の光彩、血管などの通常（直接には）コントロールできない筋肉のことだ。まじめな話、鏡の前へ行って自分の姿を映し、自分の意思だけで瞳孔《どうこう》を縮めようと努力してみてほしい。できないはずだ［2］。さて、テトロドトキシンはすべての筋肉に作用するが、最も

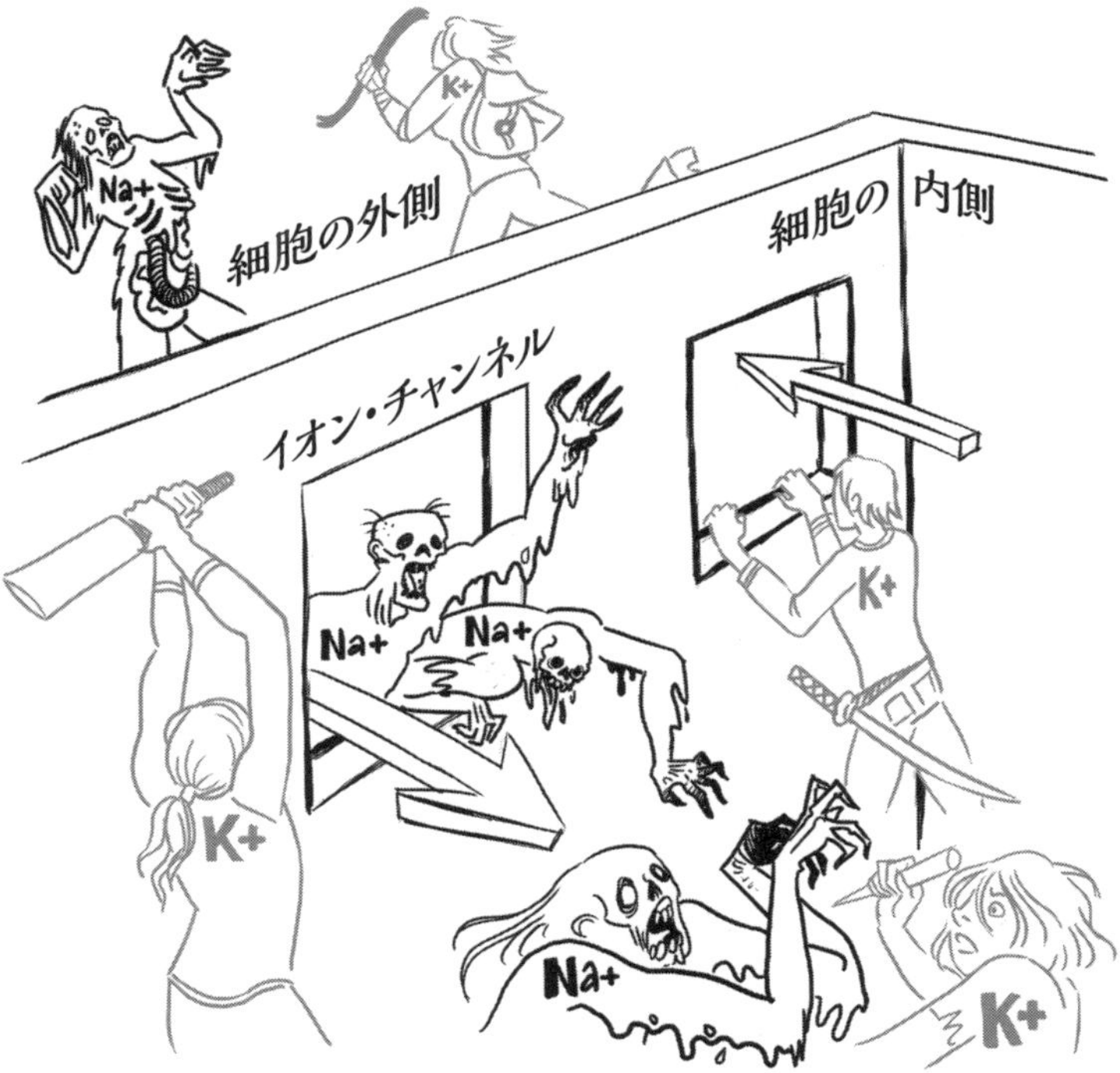

図2.1　活動電位は神経の電荷の不均衡な状態が蓄積した結果として生じる。この図では外壁の両側にいる人間とゾンビの不均衡がそれを表わしている。興奮性神経伝達物質が標的神経の樹状突起にある受容体に結合すると、細胞の保護膜（壁）でイオン・チャンネル（この図では窓）が開き、正に帯電したナトリウム（Na+ ゾンビ）が細胞内になだれこんでくる。ナトリウムが十分に増えると電荷が高まり、ついには活動電位が軸索上を稲妻のように進んでいく一方、正に帯電したカリウム（K+ 人間）が電荷を正常に戻そうと細胞からあわてて出ていく。

[2] 不随意筋は直接にはコントロールできないものの、いくつかのテクニックを使えば間接的に操作できる。たとえば、現実の悩みについて考えることで懸念や恐怖を引き起こせば、心拍数を増やせる。強い感情的反応を呼び起こす相手について考えれば間接的に虹彩筋をコントロールできるし、それによって瞳孔が開くことになる。

効果的に作用するのが随意筋である。

必要量のテトロドトキシンを人に投与すると、すべての随意筋が麻痺し、呼吸はほとんど感知できないまでに浅くなるが、死にはしない。こうなると、外観はまるで死んでいるかのようだ（もちろん、テトロドトキシンを摂取しすぎれば、呼吸をコントロールする筋肉が停止するため本当に死んでしまうだろう……フグを食べるときはご用心！）。テトロドトキシン中毒によるこうした偽の「死」を利用すれば、ヴードゥー教のボコールは、毒素が抜けるまで誰かを死んでいるように見せかけることができる。

これが、ウェイド・デイヴィスによるハイチのゾンビづくりという仮説の核心だ。亜致死量のテトロドトキシンを投与されると、人体はすぐさまその化学物質を分解しはじめる。最終的に筋肉のコントロールを回復し、正常な状態を取り戻すためだ。だが、ボコールは標的とする被害者をよみがえらせるとき、またしても少しばかり神経薬理学を利用する。回復しつつある犠牲者にチョウセンアサガオという植物を服用させるのだ（実際、ハイチでこの植物を指す一般的な名前は、何とも皮肉なことにゾンビのキュウリである）。それによってボコールはふたつの目的を達成する。第一に、チョウセンアサガオは犠牲者の体内に存在するほかのフグ毒の分解を加速する。チョウセンアサガオには、スコポラミン、ヒヨスチアミン、アトロピンといった、薬理学的に活性な多くの物質が含まれている。とりわけアトロピンは、有機リン酸エステル中毒を引き起こす化学物質を分解すると考えられている。この中毒もまたフグ中毒に伴って生じる。まじめな話、そんなものを食べてはいけない！

チョウセンアサガオの投与は、よりやっかいな毒素の一掃を手助けすることに加え、ボコールのもうひとつの目的にも役立つ。犠牲者の意識を混濁させ、他人の言いなりになるようにするのだ。スコポラミンとヒヨスチアミンはともに強力な幻覚誘発性物質であり、アセチルコリンという神経伝達物質を操作することで機能する。チョウセンアサガオは犠牲者を変性意識状態に陥らせ、簡単に支配できるようにする。こうしたプロセスを経て……ほら！　ゾンビのできあがりだ。

ご覧のように、ゾンビという概念は、その発生当初においてさえ神経科学に確固たる足場をもっている。だが、もっと現代的な形のゾンビの場合はどうだろうか？

意識のスイッチを入れる

現代のゾンビ、あるいは少なくとも現代の映画に登場するゾンビへ話を移そう。ほとんどの人がその言葉を聞くときに思い浮かべるものだ。本書では、生ける屍がいかにして歩き、見、話す（あるいは話さない）かなどを語ることに多くの時間を費やす。だが通常、人びとがゾンビについて最初に抱く疑問は「ゾンビに意識はあるか？」とか「ゾンビは自由意志をもっているか？」というものだ。

はっきりさせておこう。ゾンビに意識があるかどうか、私たちにはわからない。なんといっても、そう、ホラー映画のゾンビは現実の存在ではないからだ。だが、それは脇に置いて、映画で描かれたゾンビを現実の生き物だと考えても、わからないことに変わりはない。ゾンビが意志の制約のもとで行動しているようには見えないのはたしかだが、ゾンビでない人間もときには同じような状態に陥る。科学の世界に「意識計測機」があって、人や動物の意識の有無を簡単にテストできるというなら話は別だが、もちろんそんなことはない。ひとつの問題は、神経科学では厳密にいって意識とは何かがよくわかっていないという点にある。脳がどうやって意識を生じさせるかとなると、さらに難しい[3]。

意識がないことがきわめて明瞭な状態が存在する——眠っている状態だ。毎晩、大半の人が頭を横たえて眠りにつくと、やがて脳の自発的部位は停止するように思える。私たちは眠っているあいだ自発的なことをいっさいしないし、自由意志によって自分を支配していないことは明らかだ（あなたが世界にもまれな明晰夢を見る人なら話は別だ。もっともその場合、いずれにせよあなたをどう理解していいかわからないが）。

さらに重要なことがある。私たちが乗り出したこのちょっとした知的冒険の目的を考えると、眠りのメカニズムはゾンビの理解にとりわけ関係が深い。というのも、私たちはゾンビが眠るのを一度も見たことがないからだ……ただの一度も！　だが同時に、ゾンビが完全に目覚めることも決してないように思える。どうなっているのだろうか？　それを理解するには、まず、私たちのようないわゆる「正常な人間」の眠りの本性を理解する必要がある[4]。正確には、私たちの脳はどうやってスイッチを切り換え、完全に目覚めている状態から深い無意識の眠りに移行するのだろうか？

脳はどうやって眠りを制御するのかという問いに答えるには、戦争で荒廃した一九一七年のヨーロッパの状況を振り返ってみる必要がある。当時、第一次世界大戦が依然として大陸を支配し、広範な土地が住むのに適さない荒れ地と化していた。数百万人という老若男女が、戦闘の結果として直接、あるいは戦闘後にかかった病気によって間接的に、すでに命を落としていた。

こうした戦乱の廃墟のなかから、銃弾や爆弾、新たに導入された化学兵器よりもさらに恐ろしい脅威が姿を現した。奇妙で不可解な病気が、最前線で戦う人びとを冒しはじめたのだ。この病気にかかった人は、発熱、制御不能の痙攣《けいれん》性の四肢《しし》運動（**舞踊病**と呼ばれる）、目の動作困難、実に奇妙な精神症状などを呈した。ときには、手に負えないほど浮かれ騒ぎ、興奮のあまり妄想にとらわれてしまうこともある。だが、たいていの場合、病気にかかった人は眠気を誘う深い知覚麻痺に陥り、疲労のあまり身動きもベッ

[3] これは哲学の領域とは対照的だ。哲学は思考実験という観点からきわめて明瞭なゾンビ概念をもっている。この見方によれば、ゾンビは思考し、行動する個人であり、どこから見ても正常な人間のように思えるが、意識の本質的なニュアンスを欠いている。この哲学的ゾンビ——ときに「pゾンビ」と呼ばれる——はあなたや私と同じように行動するかもしれないが、実際にはあなたや私と違って知覚や意図といった独自の意識をもっていないのだ。

[4] 本書を読んでいるあなたはゾンビでないと仮定しての話だ。もしゾンビだというなら電話してほしい。興味深いケーススタディとなるはずだ!

ドから出ることもできなくなる。こうした倦怠はしばしば昏睡状態にまで達し、多くの場合、死によって終わりを告げる。

◉フォン・エコノモの偉業◉

コンスタンティン・フォン・エコノモという名の若き医師が、最前線からウィーンに戻ってきた病人やケガ人の手当てにあたったのは、こうした状況下でのことだった。どう考えても、フォン・エコノモは並の医者ではなかった。彼は「世界で最も興味深い男」の原型だったのではないだろうか。四〇代初めの熱血漢で、タカを思わせるとがった鼻をもち、その下にはよく手入れされた口ひげをはやしていた。二三歳のとき以来、頻繁に引用される論文を発表しつづけ、すでに世界的に称賛される科学者となっていた。のちにある王女と結婚し、神経解剖学、内科学、生理学においていくつかの画期的な論文を著し、当時の最も権威ある科学賞をいくつか受賞した。そうそう、彼が熟練した戦闘機パイロットでもあったことはいっただろうか？　実のところ、フォン・エコノモが飛行機の操縦に注いだ情熱は、科学へのそれを上回っていたかもしれない。彼はウィーンで初めて免許を取得したパイロットであり、一六年にわたってオーストリアの航空協会の会長を務めたほどだった。第一次世界大戦の際は、最前線へ出撃させてほしいと繰り返し願い出た。結局、この大戦の航空戦場のなかでもとりわけ悪評のひどいイタリア北部で飛行任務につくことを認められた。

当然ながら、戦闘機パイロットという仕事が大好きでたまらないフォン・エコノモに、家族ははらはらしていた。最愛の人たちからの高まるプレッシャーに押され、結局フォン・エコノモはウィーンへ舞い戻り、最前線を離れてもっと安全な興味の対象を追求することになった。おそらく彼はしぶしぶそうしたにちがいない。だが、こうしてはるかに安全な場所へ移動したおかげで、フォン・エコノモは歴史的な偉業を成し遂げられたのだ。

ウィーンのある病院で、フォン・エコノモはこの不可解な新しい病気の患者を初めて診察した。まるでスローモーションのように動く者もいれば、灯りが消えるやいなや過眠症患者のように眠りに落ちる者もいた。だが、ほかの患者はほとんど眠れないようだったし、制御できない激しい痙攣や慢性的な躁病といった症状を呈していた。

医学界にとってこんな病気は初めてだった。これはインフルエンザなのだろうか？小児麻痺なのだろうか？　患者が異常な動作をしていることを考えると、もしかするとこの病気と関連があるかもしれない。

もちろん、こうした仮説はいずれも間違いだった。フォン・エコノモが診察していたのは、いまだに大部分が謎に包まれている新しい病気の最初の患者たちだったのだ。やがて、彼自身がこの病気を「嗜眠《しみん》性脳炎」と名づけることになる。このタイプの脳炎はその後一〇年で世界中に広まり、(少なくとも)数万人を苦しめたものの、出現したときと同じくらい唐突に姿を消した。

嗜眠性脳炎の特徴は脳の炎症、とりわけ脳幹(頭蓋骨内で脊柱のすぐ上にある小さな軸)、中脳(脳幹のすぐ上の部分)、**間脳**(中脳と新皮質にはさまれた一連の領域)の炎症だ。この伝染病の原因となる病原菌が完全に確認されたことは一度もなく、現在に至るまで謎のままだ。一九一七年、それは謎の原因をもつ謎の病気であり、ゾンビに見られるのとは逆の現象を引き起こすものだった……死者を生者のように動きまわらせるのではなく、不幸にも生者を死者のように見えるほど大人しくさせてしまうのだ。

睡眠の変化が嗜眠性脳炎の最も顕著な症状だったため、フォン・エコノモは法神経学の帽子をかぶると、この病気を通じて脳そのものについて明らかにできることはないか調べはじめた。具体的には、脳のどの領域が眠りや目覚めを引き起こすかがわからないものだろうか?

当時、脳が眠りに入る仕組みについてなかば確証された科学的仮説がいくつかあった。フォン・エコノモが「刺激欠如説」と呼ぶある仮説では、脳内が物理的に過密な状態になることで上部に位置する大脳皮質が感覚を失う(腕への血流を妨げると腕が「しびれる」のに似ている)とされていた。別の仮説では、体から血液中に分泌された化学物質が、大脳皮質の機能を停止する睡眠薬として働くと考えられていた。この説はおもに次のような観察結果に基づいていた。疲労困憊した睡眠不足のイヌの血液を元気で睡眠十分のイヌに注入すると、さっきまで元気だった後者のイヌが眠り込んでしまうのだ。

しかし、これらの仮説のいずれも、フォン・エコノモの患者に見られる病状を説明できなかった。過剰な眠気と緊張病という症状を抱える患者は、目をうまくコントロールできなかった。通常は**視神経**（視覚野に信号を送る神経。第七章を参照）が炎症を起こしているときに見られる症状だ。そのため、この異なる形の病気は催眠性眼筋麻痺と呼ばれた。対照的に、不眠症と舞踊病にかかった患者は、大脳基底核（この部位については第三章でさらに述べる）へのダメージから生じる別の運動障害に似た症状を示す傾向があった。

◉睡眠と覚醒のしくみ◉

フォン・エコノモはこれらの観察結果から、間脳の一部である視床下部が睡眠と覚醒の両方を促すにちがいないという仮説を立てた。より具体的には、眠りを促すニューロンは間脳の前部、視神経の近くに位置しており、覚醒の起点となるニューロンは間脳の後部にあって中脳に広がっているはずだ。この見解によれば、私たちが眠るのは、睡眠促進ニューロンが大脳皮質を沈静化する一連の事態をスタートさせるからであり、私たちが目覚めるのは、覚醒促進ニューロンがそれとは逆の一連の事態をスタートさせるからだということになる。

フォン・エコノモがこのアイデアを提示したのは、一九三一年、亡くなる少し前に行なった有名な講義でのことだった。睡眠を促す脳領域と覚醒を促す別の脳領域のあいだで闘争が繰り広げられるという考え方が、このとき初めて示されたのだ。さて、八〇年後の現代へ飛んでみよう。すると、フォン・エコノモの観察はほぼ正しかったように思える。私たちはいまや、睡眠と覚醒がふたつの深部脳システムのあいだの微妙なパワーバランスによって調整されていることを知っている。

まずは覚醒の仕組みからはじめよう。私たちが目覚める前、**網様体賦活系**《もうようたいふかつけい》（ＲＡＳ）と呼ばれる、脳幹の奥にあるひと揃いのニューロンが視床と新皮質を神経伝達物質で満たす。これによって新皮質の大半のニューロンの発火率があがる。脳幹にある少量のニューロンが、脳のほかの部分に向かって「起きろ！」と叫ぶのだと考えればいい。ＲＡＳに備わるこの「オン・スイッチ」が入るのは、視床下部の後部にある**隆起乳頭体核**（ＴＭＮ）と呼ばれる少量のニューロンが働くときだ。よってＴＭＮは、フォン・エコノモが嗜眠性脳炎の患者を研究して発見した領域である可能性が高い。

ＴＭＮをはじめとする少数の神経核が引き金を引くと、ＲＡＳからの信号によって脳が目覚めはじめる。このプロセスにおいて、これらの信号は大脳皮質へいたる途中でいくつかのボトルネックを通過する。これがとくに問題となるのは、何かが誤って視床や皮質を一ミリでも傷つけてしまった場合だ。たとえば、視床にあるこうしたボトルネックのひとつがごくわずかに損傷しただけで、完全には目覚めていない、あるいは少なくともその人の半分は目覚めていないように見えてしまう。

ご存じのとおり、視床（とくに中央視床）の一部が損傷すると、体の反対側で起こる刺激にスムーズに反応できなくなる。たとえば体の左側の視床が損傷すると、体の右側で起こる事態に反応がなくなる。視野の右側で銃口が火を噴いたら？　あなたは瞬きすらしないだろう。腐りかけた手が伸びてきて右脚をつかんだら？　やはり反応しない。

こうした反応の欠如の原因は次の事実にある。脳の半分がＲＡＳからの覚醒信号を受けとっていないため、眠ったままの状態にあるのだ。そのため、脳の反対側で起こる事態にあまり注意を払わないのである。

さて、人を眠りにつかせる「オフ・スイッチ」を押すのは、ＲＡＳを根本的に抑え込む一連のニューロンだ。視床下部に位置する**腹外側視索前野**（ＶＬＰＯ）というニューロンが、睡眠の連鎖反応をスタートさせる。これらのニューロンから、神経作用を抑制する化学的伝達物質が脳幹のＲＡＳ覚醒領域へと送られる。すると、この覚醒ニューロンはすぐさま停止し（専門的にいうと発火のペースが落ちるのだが、概念的にはニューロンが停止すると考えていいだろう）、それによって、大脳新皮質の活動が鈍り、筋肉へ向かう信号が停滞して運動が抑止され、VLPOからの信号が停止するまで無感覚状態がつづく。

そういうわけで、要するにふたつのシステムの相互作用なのだ。やや前方にある一方のシステムが人を眠らせる。そのすぐうしろにあるもう一方のシステムが、人を目覚めさせる連鎖反応の引き金を引く。

睡眠／覚醒のサイクルの特徴としてもう一つ興味深い点は、おおむね二四時間周期にしたがっていることだ。今夜一〇時に疲れてベッドに入りたくなるとすれば、おそらく明日の夜も一〇時頃に疲れを感じるだろう。同じことは覚醒にもあてはまる。前夜に大酒を飲んで騒いだのでもないかぎり、あなたは毎朝たいてい同じ時刻に目覚めるはずだ。

概日《がいじつ》リズムとして知られるこの二四時間のサイクルは、視床下部の一部をなす視交《しこう》叉上核《さじょうかく》という領域にある別のニューロンの小集団によって統制されているようだ。約二万のニューロンからなるこの小さな神経群は、光を感じる眼の細胞から直接入力を受けとる。つまり、視交叉上核は視床や視覚野といった意識を伴う視覚系を迂回し、情報を情報源（**網膜**）から直に入手するのだ。これらのニューロンは光に注意を払っているので、地球の明暗サイクルとともに機能する。地球は一日二四時間のサイクルにしたがっているから、同じような周期の概日リズムが設定されることになる。

では、視交叉上核が損傷するとどうなるだろうか？　驚くべきことに、人は睡眠と覚

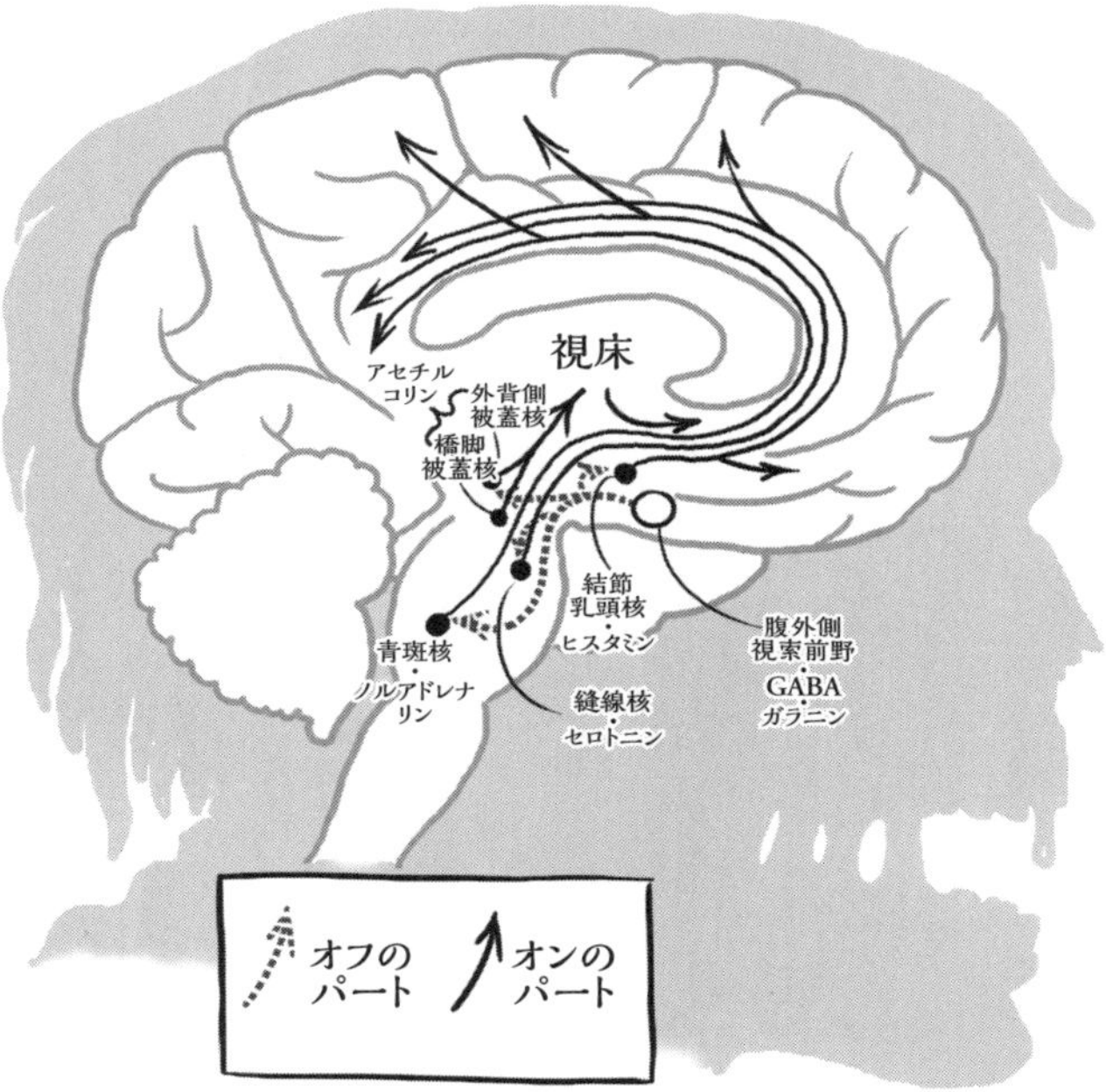

図2.2　脳には、目を覚ます(「オン」)あるいは眠りにつく(「オフ」)ためのスイッチとして働くふたつのシステムが含まれている。「オン」のネットワークが網様体賦活系(RAS)だ。これは脳幹にある細胞の集合体で、中脳の後部に位置し、神経伝達物質——セロトニン(5-HT)、ヒスタミン(HIST)、アセチルコリン(Ach)など——の混合物を利用して視床と新皮質を刺激し、覚醒を促す。「オフ」のネットワークは、基本的にRASを停止させることによって機能する。このネットワークが動きはじめるのは、中脳の前部にある細胞集団、腹外側視索前野(VLPO)が、RASの細胞の働きを止めるためにGABAと呼ばれる神経伝達物質を送るときだ。
図はClifford B. Saper, Thomas C. Chou, and Thomas E. Scammell, "The sleep switch: Hypothalamic control of sleep and wakefulness," Trends in Neurosciences 24.12 (2001):726–31.)をもとにしている。

醒の自然なリズムを維持する。二四時間のサイクルにしたがうのをやめるだけらしいのだ。代わって、二五から二六時間のリズムになじんでいく。非二四時間睡眠覚醒障害として知られる問題である。まるで、日光の満ち欠けのパターンがわからない場合、一日二五時間あまりという別の周期にしたがって生活するのが体の自然な傾向であるかのようだ。しかし、体内の概日リズムがどんなに長かろうと、視交叉上核を損傷した人が依然として規則的な睡眠を必要とするという事実から、眠りは私たち人間にとってなくてはならないものだという重要な事実が明らかになる。

一日の再生としての夢

私たちがようやく眠りにつくと何が起こるだろうか？　ここまで、眠りはある種の「オフ」の状態だとして話を進めてきた。だが、この「オフ」の状態で、脳は信じられないほど複雑なことをしているのだ。

読者もおそらく耳にしたことがあるだろうが、睡眠中のどこかの時点で、私たちは急速眼球運動（REM《レム》）と呼ばれる脳機能のステージに入る。レム睡眠のあいだ、覚醒系には多少なりとも目覚めている部分がある。新皮質の活動が活発になり、中脳の一部にしてRASの一部でもある被蓋《ひがい》のニューロンもさらに発火しはじめる。とはいえ、起きているときとは違い、眠りを促す細胞（VLPOの一部）も末梢筋を麻痺させる細胞も依然としてすべて活動しているため、脳はある程度目覚めていながら、大部分は眠っている。まさにこうして夢を見ている状態で、昼間経験した出来事の記憶――これを**エピソード記憶**という――を符号化する脳の部位で実に奇妙なことが起こる。

脳の奥深くに、タツノオトシゴの形をした**海馬**《かいば》という小さな領域がある。この構造体と記憶の関係についてはのちほど述べることにしたい（第一〇章）。通常、海馬は短期記憶を長期記憶に統合する機能を担うと考えられている。だが、海馬は空間ナビゲーション（陸上の目印を利用してA地点からB地点へいたる道筋を見つける能力）に関して重要な役割を演じてもいる。私たちが動きまわる際、周囲の環境のちょっとした体内地図をつくることによってそうしているというのが、これまでのところ最も有力な説だ。

海馬の電気的活動を調べてみると、実に面白い特性をもつひと揃いの細胞に出くわす。**場所細胞**と呼ばれるこれらのニューロンは、あなたが特定の場所にいるときに必ず発火する。

これを教えられた神経科学の学生は、こんなふうにいうのが普通だ。「ちょっと待って……どういうこと??」

例を使って考えるほうが簡単だろう。誰もいないと思っていた浴室に入ったところだと想像してほしい。すると、部屋の一方の隅に飢えたゾンビがいて、もう一方の隅に大きく立派な斧があることに気づいた。入り口を入るや、海馬のなかのいくつかの場所細胞が発火しはじめ、脳に向かってこう告げる。「ぼくたちは浴室の南寄りの中央部へ進んできた」。部屋の反対側の斧があるほうへ走ると、あなたの位置を敏感に感じとる別の細胞群が発火する。倒れた掃除バケツを避けて通るときに発火する細胞や、壊れたトイレからもれた水のたまりを飛び越えるときに発火する細胞、斧を手に部屋の隅に向かうときに発火する細胞などもある。

あなたはおそらくこう問うだろう。海馬はなぜ、私が部屋のどこにいるかを気にする必要があるのだろうか？　海馬は記憶を担う脳領域ではなかったのだろうか？　鋭い！実にいい質問だ。どの場所細胞がどんな順序で発火するかという一連の情報が、あなたが置かれた環境内でのあなたの動向に関するささやかな歴史を脳にもたらす。テレビゲームの追跡機能がプレーヤーのたどった道筋を地図上に表示するのとよく似ている。あなたが部屋を探索すればするほど、海馬は部屋のなかを動きまわるあなたの経験の正確なスナップショットを描き出す。おかげで、あなたはその場所について、次にその場所を訪れた際にどう動くべきかについて、よりよく理解できるのだ（これほど間近でゾンビと遭遇しながら生き延びればの話だが）。

それが睡眠とどう関係するのだろうか？　あなたがより深い（最も深いわけではないに

しても）眠りに落ちているとき、脳は日中の経験を本質的に再生する手段として、場所細胞のこうした一連の活動を繰り返す。一九九〇年代なかば、科学者たちは、ラットの覚醒時と睡眠時の場所細胞の活動を比較することによってこれを発見した。ラットが檻《おり》のなかを探索する際に記録された場所細胞の活動が、ラットが眠っているあいだに同じ順序で繰り返されることがわかったのだ。

あなたはゾンビと遭遇しながらもどうにか生き延び、その後幸運にも少しばかり睡眠をとるものとしよう。眠っているあいだ、海馬のニューロンは、ゾンビが群がる浴室を通り抜けるあなたの動きを再生する。おそらく当時の状況に関する記憶を統合し、次にその不運な部屋に入ったときに状況をよりよく理解できるようにするためだ。この「睡眠統合記憶」は正常な記憶機能に欠かせない。眠ることがなければ、海馬依存性記憶を符号化するのは難しい（この話題についてはあとでもう少し触れる）。

高速スイッチの重要性

たいていの場合、覚醒と睡眠のあいだの移行はやや唐突に訪れ、それでおしまいだ。覚醒と睡眠のあいだのこのいわゆる「フリップ・フロップ」はとても重要である。突然ぐっすりと眠り込んでしまう代わりに、脳のさまざまな部位がさまざまな時間に眠りにつくものと想像してみよう。たとえば、運動皮質が一眠りしようと決める一方で、視覚野が目覚めたままだとしたらどうだろう。これはかなり奇妙な事態ではないだろうか？　進化という観点からいえば、人間が長時間にわたって完全に「オン」あるいは「オフ」の状態にあることは、つねに半分眠った朦朧《もうろう》状態で歩きまわるよりも望ましい。朝早く起きたあとトイレまでよろよろと歩いていくあの数分は、それだけでもかなり苦痛だ。こんな状態が何時間もつづくとしたら、どれほどひどいことになるかを想像してほしい。たとえば、あなたがゾンビ・アポカリプスで生きているとすれば、事態はもっと悪いだろう。

驚くべきことに、すべての動物が人間と同じように眠るわけではない。たとえば**水生哺乳類**、つまりクジラ目の動物（クジラやイルカなど）は決して「ぐっすり」とは眠らない。代わりに、一度につき半分ずつ脳を「休ませる」のだ。だが、彼らにとってこうしたやり方には重要な意味がある。呼吸のために絶えず浮上する必要があるため、長時間ぐっすり眠るとおぼれてしまうからだ。

だが、ときには脳の「フリップ・フロップ」がうまく機能しないことがある。ときにはその移行に時間がかかりすぎることがある。ときには人を動けないようにするニューロンが適切に働かないことがある。こうした場合、人は熟睡していながら世界のなかを動きまわるかもしれない。くだけた言葉ではこれを「夢遊病」というが、科学的な呼び方では**夢中遊行**となる。夢中遊行を経験する人は、戸外を歩いたり木にのぼったりというような、驚くほど複雑なことができる。だが、そのあいだも自分の意志で行動をコントロールしているわけではないし、それらの行動をあとで思い出すことも決してない。

神経学的に見ると、夢中遊行が起こるメカニズムはまだ正確にはわかっていない。だが、直感的に最善の答えをいえば、脳深部の睡眠を促すシステムと覚醒を促すシステムのバランスが崩れるせいで、覚醒と睡眠の中間に陥ってしまう人がいるのではないだろうか。おそらく脳幹のさらに深い領域が、新皮質に「スピードアップせよ」あるいは「スローダウンせよ」という矛盾した信号をごちゃまぜにして伝えるのだろう。だが、意識をめぐるこの争いには明確な勝者も敗者もいない。つまり、肉体のいくつかの部分は目覚めているが、それらはおもに新皮質の下の進化的に古い領域であり、新皮質がなくても活動できる部分だ。新皮質の大半を含むほかの部分は眠ったままである。それはあたかも、より深部の古い脳と新しい新皮質というふたつの脳が、統合された脳としてともに働くのではなく、おたがいに足を引っ張りあっているようなものだ。

この混沌としてバランスの崩れた状況において、私たちは当初の疑問に立ち戻る——ゾンビに意識はあるのだろうか?

バーバラが歩く屍と初めて遭遇した際の様子を思い出してみよう。その悪鬼はのそのそと歩いており、意志をもたず衝動的に行動しているように見えた。しかも、その動きや反応はとてもゆっくりしていた。白日夢を見ているようにも見えたし、夢遊病にかかっているようにも見えた。

このゾンビ、あるいはどこかのゾンビに、実際に、必然的に意識があるといえるだろうか？　そう、「意識」という言葉によって自由意志や意志力を表わすつもりなら、答えはノーだ。ゾンビに意識があるとはいえない。自由意志や意志力は、現代の神経科学ではいっさい測れない概念だからだ。しかし「意識」という言葉で目が覚めていて周囲の状況を認識していることを意味するなら、神経科学はなんらかの知見をもたらすことができる。

現代的なゾンビにはおもに三つの症状が見られる。これらの症状からすると、眠りをつかさどる深部脳システムが機能不全に陥っているものと考えられる。第一に、ゾンビは本当に眠っているようにはとても見えない。彼らは昼も夜も獲物を探して休みなくうろつきまわるからだ。こうした極端な不眠症を考えると、網様体賦活系は絶えず活動しており、停止することはないのかもしれない。これは、眠りを促すVLPOニューロンに病変（局所組織の損傷）のある動物に見られる症状と似ている。

第二に、活発に動きまわれるほど目覚めてはいても、完全な覚醒の印となる明瞭な意識は欠けているようだ。代わりに、睡眠と覚醒の境界のあの瞬間に誰もが経験する朦朧状態でのろのろと動いているように見える。こうしてみると、脳深部では眠りを促すニューロンが依然として何かの働きをしているらしい。不眠症の初発症状が出ていることを考えると、これは初めは直観に反するように思える……だが、覚醒（「オン」）と睡眠（「オフ」）の切り換えは高速の連鎖反応によって起こることを思い出してほしい。連鎖反応が高速の「フリップ・フロップ」方式で起こらなければ、夢中遊行のような睡眠障害に陥ってしまう。

第三に、空間や経験に関するゾンビの記憶は、ぞっとするほど不完全なものであるらしい。たとえば、海馬によって符号化される記憶がそうだ。数週間にわたって屋内のショッピングモールに閉じこもっていた場合でさえ、彼らの記憶は実に簡単に失われてしまう。この種の記憶は眠りに依存したプロセスを通じて形成されることがわかっている。ゾンビは適切な睡眠サイクルをもっていないという仮説をさらに裏付ける事実だ。

だとすれば、ゾンビは夢を見ないのだろうか？　必ずしもそうではない。ひどい睡眠不足の人は、目覚めているときでも、やがて急な発作に襲われたかのようにレム睡眠に似た神経活動をはじめる。脳のほかの部分は覚醒しているにもかかわらず、一部が短いあいだレム睡眠に入っているようなものだ。よって、本当に眠っているようにはとても見えないとしても、ゾンビが夢を見ることはありうる。

慢性的な睡眠不足、とりわけレム睡眠の不足のもうひとつの症状は、エスカレートする精神医学的妄想だ。一部の人びとについては、あまり眠らなくても心身は正常に機能するという報告もある。とはいえ、睡眠が不十分だと、譫妄《せんもう》、注意力不足、妄想的な思考過程などを招くことは明らかだ。ゾンビに見られる妄想的症状の少なくとも一部は、ゾンビになることで起こる極端な睡眠不足によって説明できるかもしれない。

あらゆる事情を考え合わせると、ゾンビは睡眠と覚醒の境界に永遠にとどまっているというのが私たちの仮説だ。こうした状態はおそらく、脳深部のＶＬＰＯにある睡眠を促す細胞と網様体賦活系にある覚醒を促す細胞が、同時かつ過剰に活動することで引き起こされるのだろう。ゾンビはぐっすり眠ることもすっきり目覚めることもできず、意識の欠乏した状態にとらわれている。その結果、神経活動全般がスローダウンしてしまうのだ。

第三章

のそのそ歩きの神経相関

筋肉が機能しなければ腕には何の仕事もこなせない。筋肉のなかで動力が働かなければばならないし、脳からの命令を伝える神経に筋肉がしたがわなければならない。そうすれば、この器官は実にさまざまな動き方ができるし、多種多様な道具を用いて千差万別の仕事をこなせる。

ヘルマン・フォン・ヘルムホルツ『力の保存について』

映画『ゾンビ』（一九七八年）にこんなシーンがある。主人公たちが安全を確保し、数週間にわたって生活してきたショッピングモールに、乱暴なならず者が押し入ってくる。これが原因で、モールの外に集まっていたゾンビの群れが、その後はどこからでも自由に侵入できるようになってしまう。人間たちがゲームに興じながら威勢よく動きまわっているあいだ、ゾンビはのそのそとぎこちなく徘徊している。人間たちは個々のゾンビの脅威をいとも簡単に退けてしまう。生ける屍はあまりにも動きがにぶいからだ。真の脅威が訪れるのは、人間側が数で劣勢に立たされたあとのことだ。

ゾンビのゆっくりしたぎこちない動きは、彼らの行動の最もわかりやすい特徴かもしれない（もちろん、かみついて人肉をむさぼることを除けば）。ゾンビのまねをしてくれるよう誰かに頼めば、その人はまずこんなふうにするだろう。両腕を前に伸ばし、スタンスを広げ、両足をこわばらせ、低くしゃがれたうめき声をあげる。というのも、映画に出てくるゾンビは生き返るやいなや歩きはじめるからだ。いや、歩くというより……むしろのそのそと進んでいく。一歩一歩がのろのろしていて実につらそうだ。歩幅は広く、ぎくしゃくしている。以上のことから、ゾンビの脳に何が起きているかについて、とても重要な手がかりが得られる。

では、健康な人のスムーズで、機敏で、調和のとれた正常な動きが、ゾンビの典型的なのそのそ歩きに変わってしまうのはどんな場合だろうか？　まずは、私たちの運動を引き起こす脳の刺激伝達経路について考えてみよう。

動きこそ命

いわゆる「高次」認知機能（思考ともいう）は、神経科学においてあらゆる栄光を独占してしまうことが多い。しかし、脳はたくさん考える前にたくさん動く。実際、科学者によっては、人間に脳があるのは自分の置かれた環境のなかで動きまわるためだという者もいる。

こうした主張の論拠は、ホヤという小さな海洋生物の観察から得られる。ホヤは脊《せき》索《さく》動物門の進化的に古い小型動物だ（科学者が「進化的に古い」という場合、何百万年ものあいだ生物形態があまり変化していないことを意味している）。生まれてまもない頃のホヤは、きわめて原始的な脳と感覚器をもつ小さな幼生である。幼生期のホヤの目的は、泳ぎまわってとりつくための岩を見つけることだ。快適な住まい――たとえば多くの有機食料がそばを通る安全な岩――を発見すると、ホヤは頭を外側に向けて付着する。その後は基本的にそこに居座り、漂ってくる餌をとる。完全な成体になると、ホヤは実に奇妙な行動に出る。自分自身の脳を消化してしまうのだ。

そう、読み間違いではない。文字どおりに理解してほしい。ホヤは自分自身の脳を消化してしまうのである。

生物学者と神経科学者によれば、こうした事態は進化の面から有益なのだという。ご存じのとおり、代謝という観点からすると脳はきわめて高コストである。つまり、脳を働かせておくには多くのエネルギーが必要になる。あなたが口をもつ棒切れのようなものにすぎず、岩にへばりついているとすれば、エネルギー（食料）を手に入れるのはとても難しい。よって、代謝の面でコストの高い脳のような器官がもはや必要ないとすれば、取り除いてしまうほうがいい。こうして、周囲の環境のなかを游《およ》ぎまわらなくてもすむようになると、ホヤは無用の長物となった脳を処分してしまう。とはいえ、当然ながら、何であれ無駄にするのはもったいない。よって「それを処分する」は「それを食べる」という意味になる。こうして、ホヤは自分自身の脳を消化してしまうのだ。

いまのところは幸いにも、人間は岩にへばりついた口のある棒切れよりは高等な生き物だ。私たちは動きつづける必要がある。座ってぼうっとしているあいだに脳を消化してしまうわけにはいかない。食べ物が向こうからやってくることはないからだ[1]。私たちはいまだに、外に出て食べ物を手に入れなければならない――一ブロック先にある地元のファストフード店に車で向かうだけだとしても。要するに、私たちが脳を保持しつづけられるのは、脳にとっては動きこそ命だからである。

あいにく、ゾンビにも同じことがいえる。人間のほうからゾンビに向かって走っていくことはめったにないから、歩く屍は食料のある場所まで足を運ぶ必要がある。だとすれば、ゾンビも依然として脳を必要としているわけだ。そう、少なくとも脳の一部を。

脳の主要な機能が、私たちが世界を動きまわれるようにすることだとすれば、多くの神経領域が行動の計画と実行に割りあてられているのも当然だ。実際、周囲を動きまわるのに必要な計算を担うのは、大脳皮質と皮質下の広大な領域である。だとすれば、私

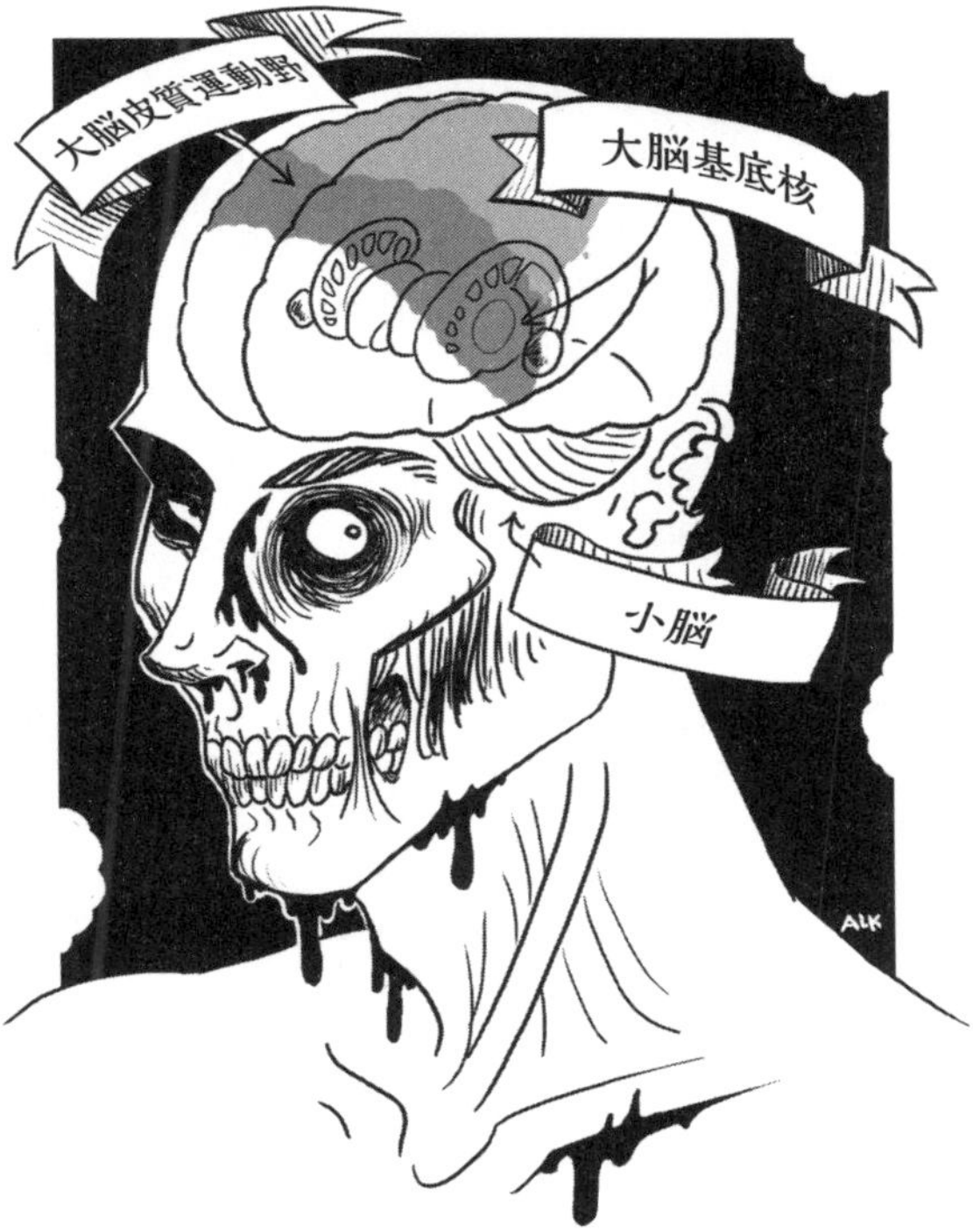

図3.1　運動を調和させることは脳にとって複雑な活動であり、多くの脳領域が一体となって機能する必要がある。これらの領域には、大脳皮質運動野（運動の計画を立てる補足運動野と運動前野など）や一次運動野が含まれる。一次運動野は脊髄に沿って軸索を伸ばしており、コントロールする筋肉とコミュニケーションをとる。これらの皮質領域の活動は、皮質下の大脳基底核によって規制されている。大脳基底核は行動の決定にとりかかる引き金として機能する。最後に、小脳は意識下における多くの計算を迅速に処理し、運動中の誤りを補正する。

[1] デリバリーがあるとしても。

たちを動きまわらせる多くの脳システムをひとつずつ見て歩いてはどうだろうか？

皮質経路

ほとんどの随意運動の起点は新皮質にある。それも四つの主要な葉のうちのふたつ、前頭葉と頭頂葉にあるのだ。頭頂葉でおもに空間認識を支える神経と、前頭葉で意思決定をコントロールする神経は、次にどう行動すべきかについて絶えずやりとりしている。その会話はこんなふうに進むものと想像していい。

頭頂葉：「おい、左三五度においしそうなブロッコリーがあるぞ」
前頭葉：「ブロッコリーだって？　いやだ！　もっとうまいものが食べたい！」
頭頂葉：「（ため息）わかった。右一〇度にあるドーナッツはどうだ？」
前頭葉：「そう来なくちゃ。おい！　右腕よ！　右腕よ、よく聞くんだ！　三頭筋、三角筋、手筋を動かす準備をせよ。手を伸ばしてドーナッツをとるぞ」
運動野：「かしこまりました、前頭葉閣下！」

この馬鹿らしいスキットでは、頭頂葉が環境中にある事物のどこに注意を向けるべきかを告げ、頭の前部にある前頭葉が何をすべきかを決める[2]。つづいて、前頭葉の後部にある運動野が動作を引き起こす。

あなたが聞いたことがあるかもしれない情報に反して、運動野はひとつだけではない。実のところ、いくつかの「運動」領域が前頭葉へと広がっており、運動を計画するための土台を提供している。この領域は運動計画の中間管理職だと考えていい。前頭葉からの決定を受けとり、それを、腕、脚、その他の筋肉で力仕事を担う領域が対応できる計画へと変換する。それはいうほど簡単なことではない。

こんなシナリオについて考えてみよう。あなたは診察台に根気強く座っているゾンビで、ひからびて気味の悪い膝の上に手を置いている。すると、不格好な白衣を着たオタクっぽい科学者が、おいしそうな人肉をあなたの目の前に置く。あなたの死んでいない前頭葉の残骸が「それをとれ！」と即座に告げる。なにしろ、タダでも肉が手に入るのだから。

しかし、実際にそのおいしそうな肉をつかみとる前に、死んでいない脳の運動を計画する領域——運動前野と呼ばれる——が、膝に置いた手をどうやって肉まで動かすかを考え出す必要がある。ここで思い出してほしいのだが、おいしそうなごちそうを目にすることはともかく、膝から肉へ手を動かすプロセスはかなり複雑だ。脳は、眼球の裏側

[2] 次の点を忘れないでほしい。私たちが本書で脳と行動のさまざまな関係に言及する際はつねにそうだが、神経科学の分野は脳の大半の領域が「やっている」ことについて100％確実に語れるわけではない。前頭葉が決定し、頭頂葉が空間に注意を向けるという言い方は、きわめて複雑な問題を単純化しすぎている面がある。

から投射されている世界の地図を、骨をテコに筋肉を収縮させる計画へどうにか転換しなければならない。人形遣いが操り人形を踊らせるには、操りひもをうまく連携させる必要があるのと同じだ——ここでは人形遣いが自分自身の脳である点を除いて。

これがどれほど複雑かを理解するために、しばらくのあいだ本から目をあげて試してほしいことがある。目の前に見えている一杯のコーヒーか何かに手を伸ばすとき、あなたの腕で起こっている段階的なプロセス、つまり筋肉ごと、関節ごとのプロセスを自分自身に対して言葉で説明してみてほしい。まず初めに動くのはどの筋肉だろうか？　腕をあげるとき、いつ三頭筋を収縮させはじめるだろうか、その一方でいつ三角筋や僧帽《そうぼう》筋《きん》を収縮させるだろうか？　目の前のものをつかむ準備をするとき、手を開くためにいつ橈側手根屈筋《とうそくしゅこんくっきん》を弛緩させ、いつ橈側手根伸筋、指伸筋《ししんきん》、短母指外転筋《たんぼしがいてんきん》を収縮させはじめるだろうか？　肩と手首を同時に動かすには、どの筋肉が協調して一緒に機能する必要があるだろうか？　どうだろう、かなりクレイジーではないだろうか？

目の世界から筋肉と関節の世界へのこうした翻訳プロセスは、脳の運動前野が頭頂葉と協調して、まさにつねに間違いなく行なうべき課題である。ここでいいたいのは、あなたがときどきバットでボールを打とうとして空振りしても、それは問題ないということだ。野球のボールを（あるいはゾンビの頭蓋を）バットで打つことは、本当に本当に難しいのだから。

運動前野が慎重に計算を終えると、一次運動野に命令が伝えられる。一次運動野は脳の中央にある細長い組織で、筋肉に直接信号を送り、それを収縮させたり弛緩させたりする[3]。実は、人体において最も長い神経線維のひとつが一次運動野から脊髄に伸びる軸索だ。その一部は頭のてっぺんからはるか下方の腰にまで達している。この神経が脊柱にあるほかの細胞（運動ニューロンと呼ばれる）に情報を送ると、それを受けとった細胞が実際に筋肉そのものを刺激する。一次運動野の仕事は、あの人形遣いとなって筋肉の収縮をコントロールし、人間がスムーズで自然に動けるようにすることだ。

研究対象のゾンビと化したあなたに戻れば、死んでいない筋肉を最終的に収縮させ、目の前の生肉に向かってぼろぼろの腕をぎこちなく動かすのは、一次運動野なのだ。

大脳基底核の刺激伝達経路

大脳皮質の運動野は、少なくとも進化の観点からいえば新参者だ。脳のもっと深い場所に、**大脳基底核**という部位を構成するさらに古い領域がある。

大脳基底核は小さな神経核（脳細胞の集団）の一群で、脳のなかでひと連なりの情報ループをつくる。いわば、自動車のタイミングベルトのように機能すると考えていいだ

[3] 厳密にいうと、一次運動野が送るのは、脳から筋肉へ伝わる全計画の半分程度にすぎない。残りの半分は、計画に携わるほかの運動前野から送られる。

ろう。新皮質の細胞が大脳基底核に信号を送ると、大脳基底核は仲間内でしばらく話し合い、それから自分たちの決定を皮質に送り返す。皮質はこの情報についてじっくり検討したあと、このプロセスをもう一度スタートさせる。プロセス全体にかかる時間はわずか数ミリ秒にすぎないが、情報が行き来する高速ループは、正確なタイミングで生じないとうまく機能しない。

では、これらのループはいったい何をしているのだろうか？　そう、実際かなりのことをしている。あるループは、キャンディークラッシュというスマホゲームでレベルアップするときのように、報酬や顕著性（あなたにとって即座に重要な意味をもつこと）を処理する。別のループは複雑なルールを学習し、歌のメロディや**言語**の文法の習得に関与する。さらに別のループは、運動のはじまりから完了までを監督する。報酬を予測する場合であれ、新しいゲームのやり方を学ぶ場合であれ、ショットガンに手を伸ばす場合であれ、大脳基底核は小さな「門」のように機能する。それは、皮質から送られてくる疑問をもとに脳が決定をくだす引き金となるのだ。

再びこんなシナリオについて考えてみよう。あなたは世界滅亡後の避難区域にある生存者の野営地で、狙撃手として夜勤番の見張りについている。視界を見渡すと、ひとつの人影が森からのそのそ出てくるのが目に入る。偵察兵が森に入っていることは知っている。そこで、慎重な自分がこういう。あれはケガをしている疲れきった友人で、どうしても助けが必要なのではないか。一方で心配性な自分がこういう。あれはまたしても憎むべき歩く屍であり、攻撃しようと近づいてきているのだ。

よって、あなたにはふたつの選択肢がある。（1）銃の引き金を引いて潜在的な脅威を一掃する。（2）引き金を引かず、友人を殺しかねない事態を避ける。科学では、この選択を「決行か中止かの決定」と呼ぶ。

あなたの脳の内部で、前頭葉が両方の決定を大脳基底核に送る。このプロセスの最初の停留所が**線条体**という神経核だ。線条体は、尾状核、被殻、側坐核からなっている。これらはすべてまとめて、大脳基底核の神経経路の最初の入力部だと考えていい。この線条体では、銃を撃つか撃たないかの決定はふたつの競合する経路を通じて伝達される。**直接経路**が作動すれば、引き金を引くにいたる一連の出来事が誘発される。よって、直接経路はときに「Ｇｏ経路」と呼ばれることがある。対照的に、**間接経路**は引き金を引くのを止め、発砲を思いとどまらせる一連の抑制的信号を送る。

要するに、行動するかしないかを決めるのは、これらふたつの経路の争いなのだ。「Ｇｏ」が勝てばあなたは銃を撃つし、「Ｎｏ‐Ｇｏ」が勝てば撃たない。大脳皮質は直接経路と間接経路に情報をつぎ込みつづけ、競合するふたつの決定を絶えず迅速に更新する。その人影がよろけたりうめいたりしていれば、「ゾンビを撃て」を支持する大きな証拠だ。よって、直接経路に投じられるエネルギーが増し、決定は「Ｇｏ」へ大きく傾く。その人影が助けを求める友人のようなつぶやきをもらしていれば、友人を撃ってはならじと決定は「No-Go」へ傾き、間接経路に注がれるエネルギーが増す。

結局、動くか動かないかの最終決定は、大脳基底核のこれらふたつの神経経路にかかっている。決定をめぐるこのちょっとした争いは、もっと小規模な形で、大脳基底核のループを通じて一日に数千回、ことによると数百万回も生じる。通常は体を動かす決定に関してだが、ほかの決定に関連することも多い。

現在では、**パーキンソン病**と呼ばれる神経学的疾患とのからみで、あなたはすでに大脳基底核をよく知っているかもしれない。パーキンソン病にかかると、神経系に作用する**ドーパミン**という重要な物質が激減してしまう。ドーパミンは、健康な大脳基底核が働く際に重要な役割を果たす。それが失われれば、迅速な情報統合と循環的な情報更新は正常に機能しなくなってしまう。

通常、パーキンソン病といえば、痙攣、よろめき、引きつりといった動きが連想される。ところが、それらは実はパーキンソン病の症状ではなく、治療によく使われる薬物の副作用にすぎない。薬物治療をしなければ、患者の多くに震え（リズミカルで絶え間ないぴくぴくとした動き）が見られるかもしれない。だが、パーキンソン病患者に最も顕著な運動症状は、動作がにぶくなったり固まったりするというものだ。とりわけ、随意運動をはじめる能力が失われる。まさに「立ち往生」してしまうように見えるのだ。

ところで、興味深いことに、パーキンソン病の患者はあらゆる行為の計画に立ち往生するわけではない。内面から生み出される特定のタイプの運動をすることが難しいらしい。つまり、目指すべき明確な目標がないと、うまく動き出せないのだ。たとえば「リビングルームに入ってください」というありふれた要求をしても、パーキンソン病の患者がリビングルームに向かって動きはじめるのは難しいかもしれない。だが「そこにあるあのソファのところまで行ってください」と頼めば、目標（この場合はソファ）へと動き出すのはずっと簡単になる。したがって、目指すべきもの、たとえば彼らの注目を引いてガイド役となる対象を示せば、うまく動き出せない可能性は下がる。だが、自分の内面から目標を生み出す必要がある場合、パーキンソン病の患者が目標に向かって行動する計画を立てるのは難しい。

どうしてこうなるのだろうか？　そう、大脳基底核は、とりわけ内面的に導かれる運動の計画や調整に携わると考えられている。直接経路と間接経路の活動のバランスをとることによって、動作をはじめたりまったく動かないようにしたりする門として機能するのだ。

新皮質の運動野は、運動の計画を立てているあいだ大脳基底核と絶えずコミュニケーションをとっている。明確な目標がなければ、皮質領域は大脳基底核の神経経路への依存を高めざるをえない。これらの経路はいつでもゴーサインを出そうと準備を進めている。そのやる気が高まり、高まり、高まり、やがてもはや抑えておけなくなる。すると「ドーン！」……直接経路が勝利を収め、活動信号が筋肉を伝わっていく。だが、自動車のタイミングベルトが粗悪ならエンジン効率が落ちてしまうように、パーキンソン病ではこれらのループがその効力を徐々に失い、運動をスタートさせてスムーズにコントロールする能力を弱めてしまう。

こうして、脳回路、とりわけ大脳基底核の神経経路においてはタイミングがすべてであることがわかる。

小脳路

ここまで、大脳皮質がどうやって行動を計画し、大脳基底核がどうやってそれを実行に移すかを概観してきた。だが、運動はたんなる計画ではない。そこには動きがある。それゆえ、あなたが腕を振りまわし、手にしたチェーンソーでゾンビの群れを蹴散らそうとしているとき、脳は自分の振る舞いが的確であることをたしかめる必要がある。十分な力でチェーンソーを振りまわしたか？　転ばないですむように体のバランスを変えたか？　左側に、あるいは右側に行きすぎたか？

小脳にとってこの種の検討はお手のものだ。

小脳はことによると、神経科学者にも一般人にも最も過小評価されている部位かもしれない。小脳はカリフラワー状の小さな領域で、頭の後部に位置している。だが、そのサイズにだまされてはいけない。このちっぽけな部位に実は脳のニューロンの約半分が含まれている。そう……半分が！

古代エジプトのアレクサンドリアの解剖学者たちは、脳の後部にあるこの奇妙な形の隆起部を研究していた。とはいえ、小脳に関する理解が進んだのは、二世紀中頃にローマで医師として活躍したガレノス以降のことだ。ガレノスは史上初めて、ウシ、ロバ、ヒトの小脳に関する解剖学的記録を書き残した。彼は小脳の構造を根拠に、小脳は高次の思考に必要ないと結論をくだした。ヒトもロバも小脳の複雑さは変わらないように見えるからだ。したがって、ガレノスは小脳を脳幹の延長としてひとまとめに扱った。

優秀な科学者の業績はいずれも同じだが、小脳の解剖学的構造に関するガレノスの仮説はやがて、自身の知的優越性を確信する若く鼻持ちならない弟子によって嘲笑されることになる。こうした輩はごくささいに思える誤りをあげつらう。ガレノスの場合、この手の弟子はフランドル人医師のアンドレアス・ヴェサリウスだった。ヴェサリウスは小脳のサイズをめぐるガレノスの記述に大いにいらだっていた。そう、正直にいえば、ヴェサリウスは厳密にはガレノスの弟子ではない。実はガレノスの約一五〇〇年後に生きた人物である。だが、私たちは誰もが、過去に現れた偉大な科学者の弟子なのだ。

ガレノスの業績に対して、ヴェサリウスはこう書いた。「小脳の最も高い部分は［後頭部の］中央に伸びているだけなのに、一部の人［すなわちガレノス］は、ウシやロバに惑わされたのか、あるいは夢でも見たのか、こんなことを書いている。小脳は大孔の後部から上昇し……」（Glickstein et al. 2009 における引用より）

翻訳するとこうなる。人間の小脳はほかの動物の小脳とはまるで違って見えるから、おそらくちょっと違うことをしているはずだ！

彼の生きた時代に査読制度があれば、ヴェサリウスは元祖「知ったかぶり」査読者だったことだろう。現在では、そうした態度はあらゆる研究者にとって命取りとなる。

一九世紀まで、この奇妙な形の構造物が脳の後部にあることだけはわかっていたものの、それが何をしているかはよくわからなかった。もちろん、初期の科学的仮説の多くがそうであるように、小脳の機能に関する当初の理論はやや奇妙なものだった。たとえば、一八〇〇年代初めにヴォルタがふたつの金属源から電気がつくれることを発見したあと、科学者たちはこう信じていた。灰色と白が互い違いになった小脳の表面は、一種の「ヴォルタ電堆《でんたい》」を構成しており、脳のために電気を生み出しているのだと。これは小脳の「カッパートップ電池説」とでも呼ぶべきものだろう。

もちろん、これは（いまにしてみれば）小脳の機能に関する最もばかげた仮説というわけではない。一八〇〇年代なかばの骨相学者は、小脳が性欲の根源だと考えていた。実際、有罪判決を受けた性的「倒錯者」――女子色情症や習慣性自慰の症状が見られる者――への推奨される治療法は、小脳を覆うように後頭部に氷を当てるというものだった。この小脳生殖器説はやがて、フランス人医師のピエール・フルーラン（一七九四〜一八六七）によって検証されることになる。フルーランはとりわけ性欲旺盛なオンドリから小脳を取り除き、その行動がどう変わるかを観察した。すると、そのオンドリは依然として強い性欲を示し、メンドリが通りかかると必ずモーションをかけた。ところが、その動きがとてもぎくしゃくしていたせいで、メンドリをものにすることはできなかった（アルコールが小脳の機能に大きく影響するせいで、多くの大学のバーで土曜の夜にいまだに見られる行動だ）。こうした観察からわかるのは、好色性は小脳に根ざしたものではなさそうだが、その器官で運動が調整されているのは間違いないらしいということだ。

話を現代に移すと、小脳は基本的に運動系の品質管理のエキスパートであることがわかっている。あなたがゾンビと鉢合わせし、チェーンソーに手を伸ばそうとしている場面に戻ってみよう。初めにチェーンソーに手を伸ばしたとき、あと少しというところで取っ手をつかみ損ねたとしよう。小脳は手や眼からあらゆる知覚経験を受けとると、それらの情報をどうにかしてまとめ、こういう。「おい、つかみ損ねたぞ！」。それから、あなたが実行したかった運動指令（チェーンソーをつかむ）を確認し、次の試みで成功するには何を変える必要があるかを考える。

小脳はあなたがもつあらゆる知覚経験と、実行するあらゆる運動計画を監視している。それゆえ、あなたが感じると予期していることをあなたに感じさせる。実際、小脳のせいであなたは自分をくすぐることができない。自分をくすぐろうとすると、小脳はあなたの手がくすぐることを知り、何かを感じることを予期すべきだと伝えてくる。その結果、あなたの知覚はあまり強烈なものとはならない。だが、他人があなたをくすぐる場合、小脳はそれを――少なくとも十分には――内部で予期できないから、結果として非常にくすぐったく感じられるのだ。

要するに、あなたが小脳に感謝していいのはこんな事実があるからだ。自分の背中をかくときにびくつく必要はないが（予期されている知覚経験）、ゾンビの手が肩を這い上がってくるときには、当然ながら飛びのくことができる（間違いなく予期していない刺激）。

小脳が損傷したり機能不全に陥ったりすると、感覚と運動信号を監視するこの能力が落ちるせいで全般的な調整がきかなくなる。たとえば、**脊髄小脳失調**の患者は、小脳をはじめとする脳幹細胞を劣化させる遺伝子疾患を抱えている。この病気が進むにつれて、患者は体のバランス維持や動作の微調整がうまくできなくなり、やがてろれつがまわらなくなるほどになる（**構語障害**と呼ばれる）。口や舌をコントロールする筋肉が適切に働かないためだ。脳の損傷の影響は視覚にまでおよぶこともある。小脳に問題を抱える患者は、ある場所から別の場所へ視線を移す際、眼球をスムーズに動かすことが難しい。これは**眼球振盪《しんとう》**として知られる病状だ。

基本的に、小脳は脳の運動系に対する品質管理部門である。だが、実は運動系だけが対象ではない。感覚入力を監視するというこの特質のおかげで、小脳は、言語、時間的認知、感情処理、さらには意思決定といった多くのことに大いに役立っている。そういうわけで、小脳が手にしている「小さな脳」という肩書きに嘘偽りはないのである。

●●

運動をコントロールする脳回路が確定したいま、戸外に群がっている歩く屍に再び目を向けてみよう。ゾンビの動きはのろく、ぎくしゃくしていて、ぎこちない。だが、正しい方向へ動く計画を立てることはできるようだ。つまり、あなたのほうへ動きたければ、たいていは正しい方向へ動ける。あなたに手をかけてしまえば、つかんで離さないでいることには何の問題もない。よって、大脳皮質運動系は無傷であるように思える。では、何が悪いのだろうか？　ゾンビに見られる運動機能障害の真の元凶として残る候補は、大脳基底核と小脳しかない。

こうした制約のもとで、大脳基底核が機能不全に陥っているときに何が起こるかを考え、小脳に障害が発生した場合とくらべてみよう。両方のケースで、人は歩くことや動作の調整に苦労するが、それには実にさまざまなパターンがある。たとえば、パーキンソン病の患者は前屈みになり、足を引きずって小刻みに歩く。また、はっきりした目標がなければ行動を起こすのが難しい（動きが固まってしまうことが多い）。対照的に、脊髄小脳失調にかかった人は、脚を広げたこわばった姿勢をとり、大きな歩幅でのそのそと歩く。この病気の患者は、パーキンソン病の人と違って行動を起こすのは難しくない。

こうした情報をもとにすると、ゾンビの脳はどう診断できるだろうか？ 映画のなかで、歩く屍は脚を広げたこわばった姿勢をとり、大きな歩幅でのそのそと歩く。動きは（たいてい）のろく、スムーズで調和のある行動は見られない。だが、動作を起こすのが難しいようには見えない。実際、ゾンビはほとんどつねに活動しており、動きはじめる（たとえば新たな犠牲者に手を伸ばす）のが困難ということは決してないし、動いている最中に止まることもない。足も引きずらなければ、前屈みにもならない。

これらの理由から、ゾンビに見られる一群の症状――広い歩幅、のそのそとした歩き方、止まることのない動作、苦もなく行動の基本計画を立てて実行すること――は、小脳変性症のパターンを示しているといっていい。つまり、ゾンビ感染の運動症状の多くは小脳機能障害のせいで生じるのだ。いっぽう、大脳皮質運動野と大脳基底核の神経経路はあまり損なわれていないはずである。

◉敏捷なゾンビ◉

このあたりで、抜け目ないゾンビ映画ファンならこう問うだろう。「敏捷なゾンビはどうなるんだい?」。『ワールド・ウォーZ』『28日後……』『ドーン・オブ・ザ・デッド』といった映画を見たことがある人にとって、「敏捷なゾンビ」が運動機能障害を抱えているとは思えない。彼らはすばやく動けるし、動作の調整に問題がある様子もない。「敏捷なゾンビ」の恐ろしいほど整然とした動きを考えると、その小脳はおそらく無傷のはずだ。敏捷なゾンビが動作に関して苦労する点は、いかなる種類の神経的損傷にも増して、彼らの腕や脚が腐っていくという事実にかかわるものだろう。

実のところ、こうした様態の違いをもとに、機能障害の亜類型を神経学的に分類できるかもしれない。この機能障害は伝染するゾンビ病の病因について重要な手がかりを提供してくれるはずだ。

- 亜類型Ⅰ（動きのにぶい亜類型）：最初に観察されるタイプの疾患
- 亜類型Ⅱ（動きの速い亜類型）：健全な運動協調性を備え、注意障害が見られない点で、亜類型Ⅰとは区別されるタイプの疾患（第七章を参照）

さてみなさん……病気はときどき突然変異を起こすものだ。なぜゾンビ病には起きないといえるのだろうか？

＊実をいうと、私たちはジョージ・ロメロに、悪鬼の歩き方を『ナイト・オブ・ザ・リビングデッド』などの映画に見られるようなものにしたのはなぜかとたずねたことがある。彼はこう答えてくれた。「彼らは死んだことになっています。だから硬直しているのです。あなたが死んだとすれば、あんなふうに歩くはずですよ」。私たちの神経科学的直観にアピールする答えとはいえないが、次のゾンビ・アポカリプスで検証すべき仮説としてはよい選択肢だ。

第四章

空腹も、怒りも、愚かさも、生きていなければ存在しない

子供が闇のなかを行くのを怖がるように、人間は死を恐れる。子供のこうした生まれながらの恐怖心は、さまざまな物語によって強められるが、死への恐怖も同じことだ。

フランシス・ベーコン『ベーコン随想集』

聞こえるのは、クローゼットの外から響いてくる低いうなり声だけだ。喉に食いつこうとしているなかば朽ちたあごのことしか考えられない。全身の筋肉は痛いほど緊張しきっている。心臓が早鐘を打っている。汗が噴き出してくる。全本能がすぐに走り出せと命じている。あとを追ってくる生き物はいつまでもあきらめない。最初にこの家に逃げ込み、二階の寝室のクローゼットに隠れたときには、逃げ切ったと思った。だがいまや、あなたは傷ついた体で見知らぬ誰かの衣類と古い旅行鞄のあいだに座り込み、死か

らよみがえった捕食者に追いつかれ、命を奪われることを覚悟している。

その生物はすでにほんの数フィートのところまで来ている。数マイル離れていればと願わずにはいられない。ぎりぎりまで追いつめられてしまった。このクローゼットで見つけられる武器といえば、短剣のようなヒールのついた靴しかない。完全にパニックだ。気がつくと、もはやこれまでとばかりにドアを開いて無我夢中で駆け出していた。おたけびをあげ、「短剣」を握りしめ、ゾンビの頭をめがけて……。

私たちが歩く屍を恐れるのはなぜだろうか？　結局のところ、歩く屍はきわめて原始的な脅威をもたらす。彼らは攻撃的で、粗暴で、人肉に飢えきっている。夜間に霧の立ちこめた暗い墓地を通り抜けるのは、考えるだけで怖いものだ。なぜだろうか？　前方の霊廟の陰に見えない未知の危険がひそんでいるからだろうか？　地面から骸骨の手が突き出してあなたを捕まえようとする可能性はきわめて低い（ほぼゼロパーセント）と頭ではわかっていても、感情的には可能性のことなどいっさい無関係なのかもしれない。技術、理性、啓蒙の数世紀を経た現在でも、私たちはいまだに不合理な物事を恐れている。感情は理性的認識と絶えず衝突している。恐怖心は不合理なものだとわかっていても、進化の観点からすると、その不合理性には予想に反した合理性がある。つまり、潜在的に危険な——また繁殖を妨げる——状況に身を投じる可能性を最小限にとどめてくれるのだ。もっと簡単にいえば、私たちは当然ながら、みずからの生存と繁殖を危険にさらすような事態を避ける。人類は食物連鎖の頂点近くにいるかもしれないが、ひとつの種としてここまで到達できたのは、勝ち目のない戦いに飛び込んだおかげではない。

危険なものに対する健全な恐れは、人間を生きながらえさせる。気をゆるめれば、あとでしっぺ返しを食らう羽目になる（ゾンビの場合、文字どおりかみつかれる）。この主題はゾンビ映画のなかで繰り返し扱われてきた。『ゾンビ』（一九七八年）では、単独のゾンビは無害に思えたため、誰もがあまりにものんきだった。『28日後……』（二〇〇二年）では、ひとりのゾンビが囚人としてとらえられるが、やがて暴れ狂って手に負えなくなる。『ワールド・ウォーZ』（二〇一三年）では、エルサレムは安全な避難場所だったが、のちにそうではなくなる。すべての人が生ける屍に対して健全な恐れを抱いていたら、もっと多くの人が生き延びられたかもしれない。

種としての人間は、最も頑強な肉体をもっているわけでも、最も敏捷なわけでも、最も獰猛《どうもう》なわけでもない。それでも繁栄できたのは、将来を計画する能力のおかげだ。計画性、創造性、発明の才こそ、人類の特徴である。だが、人間はつねに賢明に思考し、抜け目なく計画を立てるわけではない。真の恐怖にとらわれると、支離滅裂、気まぐれ、意志薄弱な烏合の衆と化してしまうことがある。ゾンビはまさにそうした恐怖の象徴だ。攻撃的で、人間を餌食にし、その行為が人間の感情にどう影響するかを立ち止まって考えることもない。実のところ、恐怖は私たちが歩く屍に対して最後に抱く感情だ。私たちは、チェーンソー、日本刀、小さな都市を吹き飛ばすほどの爆弾を使いこなせるが、歩く屍は意に介さない。双方のどちらかが死ぬまで、前進をやめないのだ。

さて、ここが面白いところだ。人間がゾンビに対して抱く感情と、ゾンビが人間に対して抱く感情は違う。それにもかかわらず、人間であれゾンビであれ、恐れる、怒る、飢えるといったいっそう原始的な状態は、脳の奥深くにある共通のシステムによって制御されている。このシステムを**辺縁系**《へんえんけい》という（ただしKotter and Meyer［1992］によれば、辺縁系は有用な概念ツールであるものの、脳を概念化する最善の手段ではないかもしれないという）。辺縁系は（進化的にいえば）非常に古いひとまとまりの脳機構であり、私たちの親戚にあたる大半の動物にさまざまな形で見いだされる。辺縁系を構成する特定の脳領域がどの部分かは、誰に話すかに応じて異なる場合が多い。だが一般的には、海馬、扁桃核、**乳頭体**《にゅうとうたい》、視床下部、視床、帯状皮質が含まれる[1]。

では、辺縁系について詳しく見ていこう。

三つのF――闘う(FIGHTING)、逃げる(FLIGHTING)、そして……

生きるか死ぬかという瞬間、私たちの脳と体では何が起こるだろうか？　神経科学や心理学では、こうした際の行動を**闘争・逃走反応**と呼ぶが、それは非常に古い本能に基づく行動だ。ほぼすべての哺乳類がこの本能をもっている。ガゼルが飛ぶようにしてライオンから逃げたり、人間が生ける屍の群れから全速力で走り去ったりする際にそれが観察できる。だが「逃走」の概念を少しばかり拡張すれば、ヤモリが危機に瀕して自分の尻尾を切り離したり、コウイカが皮膚の色を変えて周囲にまぎれたりすることも逃走の一形態だ。対照的に、追いつめられて逃げ道がなくなると、ストレスに耐えきれなくなった、あるいは傷ついた動物は、生き延びるために土壇場で死力を振り絞り、攻撃者に猛然と襲いかかる。これが「闘争」の部分だ。

ゾンビの科学の観点からとりわけ興味をそそるのは、この最後の行動だ。永遠に「闘争」の状態から抜け出せない生き物をちょっと想像してみよう。その生き物は、近づいてくる捕食者に反撃するのと同じように、固定された杭に獰猛に襲いかかるかもしれな

[1] 辺縁系という概念自体に多くの議論があることは指摘しておかねばならない。解剖学的につながりのある脳領域のネットワークというより、一連の共通行動を説明しやすくしてくれる脳領域を表現しているようだ。私たちにはこうとしかいえない……科学においてはすべてが議論の対象になる!

い。こうした事態が生じるのは、たとえば狂犬病の一部のケースだ。狂犬病にかかったイヌは極度に攻撃的になり、落ち着かせようとしたりなだめようとしたりしても、いうことをきかない。

概念的には、攻撃性はコインの片面だと考えられる。コインのこの面には恐れと怒りがあり、脅威を感じると増幅される。しかし、もう一方の面には信頼、共感、社会性がある。恐れや怒りの面が表になると、こちらの面は一時的に力を失ったり、完全に消えてしまったりする。本章では恐れや怒りの面に焦点を合わせ、もう一方の面については次章で論じることにしたい。

話をわかりやすくするため、本章の初めに示したクローゼットに閉じ込められた場面に戻ることにしよう。追いかけてくる生ける屍にヒールの先端で反撃しようと決意する直前、あなたの脳には何が起こるだろうか？　追いつめられていると気づいたとき、脳はどうなるのだろうか？

ほんの一瞬のうちに、あなたの脳は扁桃核（第一章参照）に乗っとられる。扁桃核はある根本的な問いを投げかける。それを的確に表現しているのが、いまは亡きロックボーカリスト、ジョー・ストラマーのこんな言葉だ。「ここにとどまるべきか、いますぐ進むべきか？」

とどまる（闘争）にせよ進む（逃走）にせよ、エネルギーやリソースの後押しが必要なので、脳のほかの部位がその決断をくだす前に、扁桃核は**副腎**を刺激して覚醒を促す。このプロセスは、**視床下部 - 下垂体 - 副腎系**すなわち**HPA系**という領域の複雑なネットワークを通じて起こる。これらの部位が協働し、ストレスのかかる状況での身体反応をコントロールするのだ。

このストレス反応過程は連鎖反応的に進行する。まず、扁桃核が視床下部に**副腎皮質刺激ホルモン放出ホルモン**（CRH）というホルモンを分泌しはじめるよう指示する。このホルモンは血流中に放出され、脳下垂体前葉によって感知される。興味深いことに、脳下垂体前葉は脳のほかの部分とコミュニケーションするのに神経線維は使わない。代わりに、血流中のホルモンによってやりとりするのだ。したがって、視床下部が下垂体のこの部分に指示を出すには、CRHを放出するしかない。

血流中のCRHを感知すると、脳下垂体前葉は**副腎皮質刺激ホルモン**（ACTH）という別のホルモンを血流中に放出しはじめる。下垂体は脳のほかの領域に指示するのではなく、ACTHを放出することで身体に語りかけ、ストレス反応を強めるよう命じる。具体的には、腎臓の上にある副腎というふたつの腺に指示を出す（ここまではいいだろうか？）。

副腎は何を分泌するのだろうか？　いうまでもなく、アドレナリンだ。現在では、**エピネフリン**という、より専門的な名称で知られている。とくにストレスがかかったり刺激を受けたりする状況では感情が高ぶるものだが、その原因となるのがエピネフリンだ。要するに、エネルギーの後押しが必要な状況で、それを実現するわけだ。とはいえ、副腎がつくりだすのはエピネフリンだけではない。ストレスや攻撃性にかかわるその他の重要なホルモンも分泌する。たとえば、**コルチコステロン**（人間においてそれに相当するのが**コルチゾール**）や**テストステロン**のようなステロイド類だ。要するに、HPA系の最終段階でエピネフリンやステロイドといった化学物質を血流中に注ぎ込み、覚醒状態を高め、消化器系と免疫系をコントロールし、戦いに備えるのだ。

こう聞くと、生ける屍と戦う準備をするにはきわめて遠回りのやり方に思えるかもしれない。脳のある部位がほかの部位に指示を出し、その部位がまた血流中の化学物質を使ってはるか下方の腎臓に接する腺に指示を出す。しかし、このプロセスが稼働をはじめるまでにはほんの数秒しかかからないうえ、その状態は数分間から数時間にわたって持続する。扁桃核はこうして、HPA系を通じてストレス反応システムを作動させることで、生き残るために「食うか食われるか」モードに入るよう身体に準備をさせる。

ネズミの研究からわかってきたのは、視床下部を電気的に刺激するとコルチコステロン濃度が上昇し、さらに動物の攻撃行動も増えるということだ。実際、ネズミから副腎を除去したあとでも（つまり、もはやコルチコステロンを放出できない）、コルチコステロンを注射すれば同じような攻撃行動を起こす（Kruk et al. 2004）。そういうわけで、視床

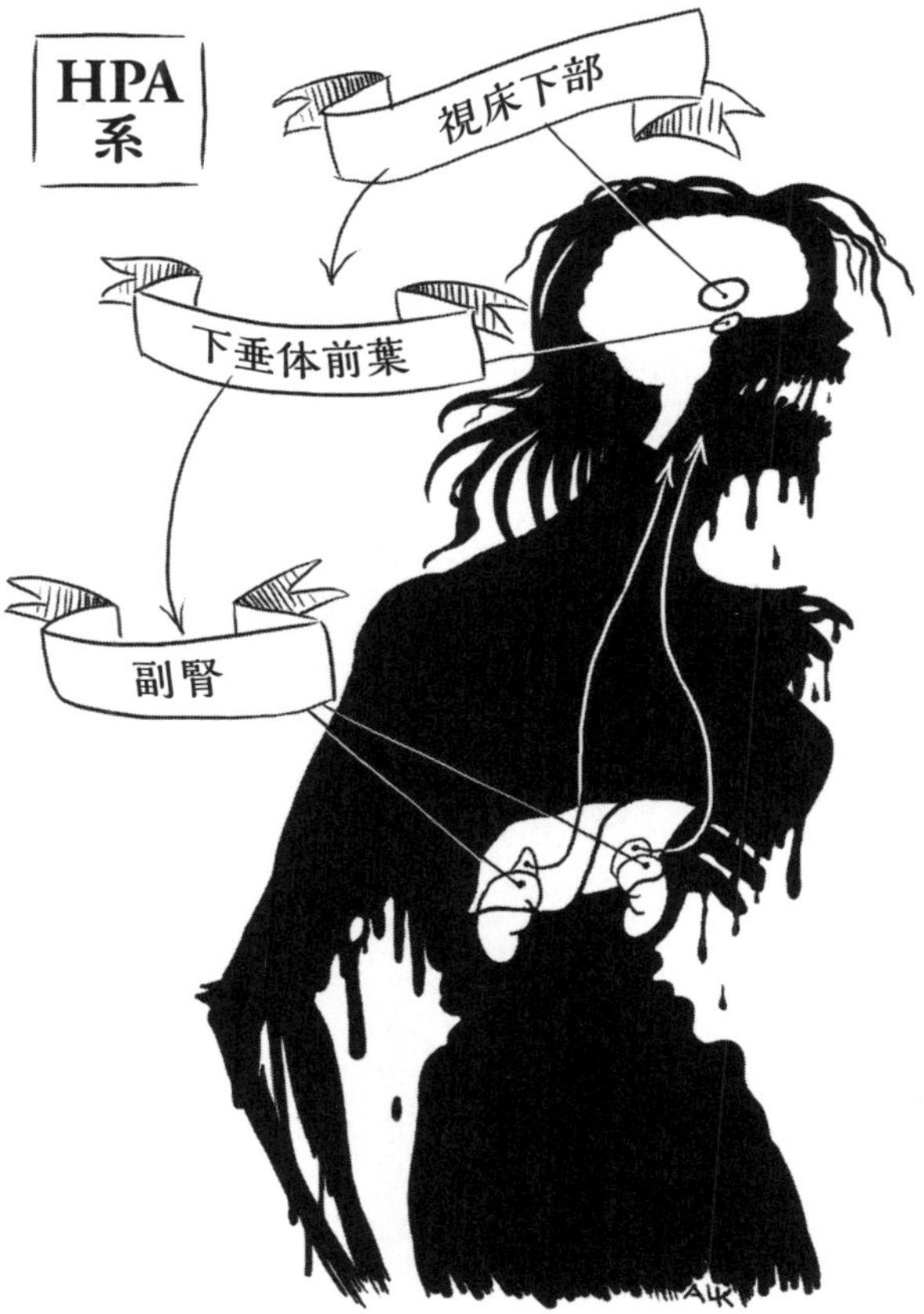

図4.1　視床下部-下垂体-副腎系（HPA系）は、ストレス、消化、感情、覚醒といったさまざまな身体プロセスを監視・制御する内分泌ネットワークの一部であり、闘争・逃走反応で主要な役割を果たす。

下部の一部を刺激すると血流中に放出されるコルチコステロンのようなステロイドが増え、血流中のコルチコステロンが増えると攻撃性が高まることになる。

これは、コルチコステロンが「攻撃性ホルモン」であることを意味するだろうか？必ずしもそうではない。クルークらは慎重を期してこう述べている。これらのホルモン自体が攻撃性を生じさせるわけではなく、刺激に対するニューロンの感受性を多かれ少なかれ高めるのだと。

さて、扁桃核に戻ろう。扁桃核は、基本的な運動や覚醒をコントロールするほかの深部脳システムの役割を引き継ぎはじめている。千分の一秒を争う状況では、あまり長く考えていると甚大な被害をこうむりかねない。扁桃核は、頭のなかで聞こえるあのやましい声を切り捨て、精神を集中できるように進化してきた。実際に緊急事態に陥ると、基本的に脳のほかの領域を乗っとり、情報処理を単純な二者択一の決断に限定する。つまり、闘うか逃げるかだ。

扁桃核は闘争・逃走反応への入り口だ。よって、身体的損傷、化学的不均衡、疾病などのせいで、その働きがおかしくなると、人はときどき奇妙な行動をとることがある。それについてはこう考えてほしい。闘争・逃走反応の感情は、怖いという本能的で身体的な感情なのだと。恐怖心には行動をコントロールする強い力もある。命の危険が迫っているような状況ではなくても、扁桃核が引き起こすストレス反応が、通常であれば不適切とされる行動に対してある種の抑止効果を発揮する。たとえば、大人が目につくものを片っ端から口に入れないのは、自分を傷つけたり殺したりする事物があることを学んできたからだ。行動を抑制するのは、起こりうる事態への**恐れ**である。恐れという本能的感情の一部は、扁桃核で突如としてはじまるささやかな活動によって統制されている。恐れの感情をすっかり失ってしまえば、私たちが恐れにコントロールされることはなくなる。

扁桃核に両側性損傷が生じるのが、まさにこのケースだ。扁桃核への両側性損傷に起因する**クリューヴァー・ビューシー症候群**という珍しい病気がある。この病気は一九三九年にアカゲザルで初めて観察された。心理学者のクリューヴァーが、メスカリンという向神経薬の効果の神経基盤を解明すべく、神経外科医のビューシーにサルの側頭葉を切除するよう頼んだときのことだ。この症候群にかかった人（とサル）は一群の異常な症状を呈する。たとえば、極端に従順になる（大事なことに対して心配も反応もしないように見える）、**過食症**（とりつかれたように食べたり空腹を感じたりする）、**口唇傾向**（見慣れないものを何でも口に入れてしまう）、**性行動過剰**（読んで字のごとく）、**視覚失認症**（日常的な事物の認識が難しくなる）などだ。クリューヴァー・ビューシー症候群のなかでも、視覚失認症を恐れと結びつけるのは、いまのところちょっと難しい。だがその他の症状は、恐れを動機とする行動の減少ととらえれば理解しやすい。クリューヴァー・

ビューシー症候群の患者は、ストレスの多い状況に対して反応しない。つまり、結果（たとえば社会的非難や刑罰）への不安を利用して、好ましくない問題行動を抑制する社会的手がかりに反応しないということだ。そのため、彼らとの共同生活や共同作業はきわめて難しいものとなる。

したがって、人びとがときどき多少の不安や恐れを感じる世界に生きているのは、ある意味では感謝すべきことだろう。さもなければ、事態ははるかに……そう……ゆがんでしまうかもしれない。

通常、不穏当なことをしたいという衝動は、前頭葉の下部、つまり**眼窩《がんか》前頭皮質**から発せられるシグナルによって抑制される。この領域は脳の最前部、眼のすぐ上にある。眼窩前頭皮質は抑制シグナルを送って扁桃核を牽制し、扁桃核が脳のほかの領域を乗っとるのを防ぐ。ここでジークムント・フロイトにご登場願うまでもなく、少しばかり類推すれば、眼窩前頭皮質と扁桃核はそれぞれ脳内の**超自我**と**イド**にあたる部位だとみなすことができる。扁桃核はあらゆる環境刺激に対し、それを最悪のシナリオ（脅威）と見立てて反応したがる。眼窩前頭皮質は状況をよりつぶさに評価する傾向があり、脳のほかの領域を乗っとって闘争・逃走モードに入ろうとする扁桃核を抑え込む。ほとんどの人は健全な眼窩前頭皮質をもっているので、例外的な場合を除いて扁桃核の働きは抑制される。

興味深いことに、凶暴な病的犯罪者の脳撮像研究から、反社会的な暴力行為の根底には前頭前皮質と扁桃核の一部の機能異常があるらしいことがわかっている。さらに、眼窩前頭皮質を切除したサルの研究から、そうしたサルは社会的交流の調整に問題を抱えやすいこともわかっている（Babineau et al. 2011）。フィネアス・ゲージをめぐる有名な事件は聞いたことがあるかもしれない。一八四八年、彼は一メートルもの鉄棒が脳を突き抜けるというアクシデントに見舞われた。温厚な中年管理者だったゲージが、このケガのあとは、人付き合いにおいて、向こう見ず、無鉄砲、ときにはやや下品で不穏な人物に変わってしまったらしい（Code et al. 1996）。

こうした脳障害の事例は、脳撮像研究の次のような結果にも合致している。たとえば難しい数学の問題を解かされるといった、より強いストレスにさらされると、眼窩前頭皮質の活動が低下するとともに、ストレスホルモンのコルチゾールの分泌が増加する。コルチゾールはすでに説明したコルチコステロンという動物ホルモンの人間版であり、ストレスや攻撃性に関連するＨＰＡ系の最終産物だ。要約すれば、眼窩前頭皮質の反応が低下すると、ストレスのかかる状況で血液中を循環するストレスステロイドの量が増えるということだ。

さて、そうだとすると、眼窩前頭皮質が小さかったりその活動がにぶかったりする人は、犯罪者になってしまうのだろうか？　断じて違う！　そんな考え方はいますぐ頭から追い払ってほしい。脳のいかなる部位の大きさや活動がわかったとしても、ある人が犯罪者になるかどうかを確実かつ正確に予測することはできない。それは、背丈の高低によってゾンビの餌食になるまでの時間を予測できないのと同じことだ。もちろん背が高ければ歩幅も広く、したがって平均よりはいくらか速く走れるから、生き延びるのに多少は有利だろう。だがその優位性は、彼らにとって不利なさまざまな要素——たとえば年齢や体力——のせいでくつがえされてしまうのだ。

さまざまな脳領域の大きさや機能と、有罪判決を受けた犯罪者であることとの関係は、それが連想されやすいという程度のものでしかない。実際には、神経画像を使ったあらゆる犯罪研究からわかる事実はふたつしかない。第一に、前頭皮質と扁桃核は協働して衝動的行動をコントロールするらしい。第二に、その神経回路が損傷すると、ときには好ましくない衝動的行動が引き起こされることがある。私たちがここで学べる知見は、このふたつだけだ。

そういうわけで、前頭皮質は扁桃核の活動を調節する。扁桃核は、視床下部のほか、脳のさらに奥まった領域と体のはるか下方の領域を通じて、闘争・逃走反応とストレス反応をコントロールする。ストレスや恐怖に基づく行動は、好ましくない不健全な行為のコントロールに役立つという意味で、きわめて健全なものだ。結局、こうしたすべての結果からわかるのは、HPA系、扁桃核、眼窩前頭皮質は、社会的認知、社会規範や社会慣行の理解と順守、さらに道徳的意思決定にとって非常に重要な役割を果たすということだ。

怒りの分子

感情と攻撃の神経系については何がわかっているのだろうか？　正直なところ、あまりわかっていない。「感情」のようなものを科学的に定義するのは、非常に難しいからだ。だからこそ、次章をまるまる使ってそのテーマに取り組もうというわけだ。

怒りについてはどうだろうか？　動物の特定の脳領域を刺激すると、攻撃的行動が増えることがわかっている。すでに述べたように、暴力的な犯罪者は、ストレスに対し、暴力的でない人とは異なる神経反応のパターンを示すこともわかっている[2]。さらに、一定の脳領域の損傷によって、情緒反応や行動が変わってしまうことも既知の事実だ。もちろん、いくつかの薬物やホルモンが感情や行動を変化させ、攻撃性を高め、認識機能を弱めることもある。最後に、攻撃性がテストステロンのようなホルモンに関係していることもわかっている。だが、これらすべての事態はどう結びつくのだろうか？

この疑問に答えるために、神経学の創生期（正確には一八八九年）を振り返ってみよう。

[2] いうまでもないが、これは逮捕されて有罪になった暴力的犯罪者についての話にすぎない。非暴力犯は別だし、暴力犯が必ず有罪になるわけでもない。ことによると、有罪判決を免れる暴力犯は、刑務所に送られる者とは異なる脳をもっているのかもしれない。

私たちがホルモンについて知るはるか以前の話だ。この年、傑出した神経学者のシャルル＝エドゥアール・ブラウン＝セカールが画期的な論文を発表した。この論文が現代の**内分泌学**（内分泌系とホルモンの研究）を誕生させたと考える人もいる。これ以前にも、ブラウン＝セカールは脊髄機能を詳細に描き出す数十年におよぶ研究ですでによく知られていた。研究の対象は、脊髄の片側（左右のいずれか）のみを損傷した患者だった。いまではブラウン＝セカール症候群として知られるこの珍しいパターンの傷害は、決闘の際に弾傷や刺し傷によって生じるのがふつうだ。こうした特殊な症例から科学者たちは、運動シグナルが脳から脊髄へどう伝わるか、知覚情報が脊髄を通って体から脳へどう伝わるかについて、実に多くのことを学んだ。

歳をとると、ブラウン＝セカールは研究の焦点を少しばかり変え、とりわけ青年男子のバイタリティーに注目した。

とくに二〇歳から三五歳の壮健な男性で、性交をはじめとする射精の機会がいっさいない者は興奮状態にある。そのため、正常ではないものの、心身両面でたいへんな活力を手にすることが知られている。

これは、ブラウン＝セカールが権威ある医学雑誌『ランセット』に書いた前述の論文「動物の睾丸から採取した液体の男性への皮下注射が生じさせる影響についてのノート」（Brown-Séquard 1889）からの引用だ。この論文において、彼は自分が行なった実験について次のように述べている。

皮下注射では次の三種類の物質と少量の水を混ぜた液体を使用した。第一に、精巣静脈から採取した血液。第二に、精液。第三に、イヌまたはモルモットからとりだしてただちに破砕した睾丸から抽出した汁。自分自身に打ったすべての注射から最大の効果が得られるよう、水はできる限り少量に抑えた。

ここで少しのあいだ本から目をあげて、自分の人生の選択をもう一度振り返ってみよう。もしかすると、血液と睾丸を使ったとびきり強いカクテルを皮下注射するような事態に出くわさずにすんだ現実に、ほっとするかもしれない。

そのくらいで結構。

ブラウン＝セカールは自分自身に精液を注射する理論的根拠を次のように述べている。

精液は睾丸によって分泌されるので、そのなかにはひとつ、あるいはいくつかの物質が存在する。それらの物質は再吸収されて血液中に入り、神経系やその他の部位に活力を与えるというきわめて重要な役割を果たす。だが、貧精液症と呼べるものがそうした結論を導くとすれば、過剰精液症と呼んでもよい逆の症状は、精液が活力を生じさせるという結論にとって同じく強力な証拠となる。

アイデアというのはどこからでもわいて出てくるもののようだ。

では、この奇妙な実験についてどう考えたらいいだろうか？

現在では、バイタリティーや活力などを増強できるホルモンやペプチドがいくつかあることがわかっている。たとえば、アドレナリン（より専門的な言い方をすればエピネフリン）のほとばしりを感じた経験のない人がいるだろうか？　近づいてくるゾンビに驚いたことがある人なら、この感覚を知っているのは間違いない。アドレナリンの噴出とそれにつづく興奮と活力の高まりは、血液中を流れる化学物質が人の行動を変えてしまう一例だ。

ＨＰＡ系とホルモンに関してすでに述べたように、**神経ペプチド**は、ストレス、摂食、恐怖、興奮などへの反応を変えることによって、脳と身体において重要な役割を演じている。怖いときに心臓が高鳴ったり、満腹になると眠気を催したりするのは、神経ペプチドのせいだ。ホルモンの変化、神経科学でいうところの「ホルモン調節異常」には多くの原因がある。これらの原因が、ゾンビに典型的に見られる打たれ強さ、痛みへの鈍感さ、攻撃性の高まりなどをもたらすのかもしれない。では、ホルモンにはほかに何があるのかを見てみよう。

胃腸で考える(文字どおり)

あなたの最愛の人の肉をたらふく食べ、すっかり満足しているゾンビに出会ったことはあるだろうか？　ない？　私たちもない。もちろん、ゾンビは現実の存在ではないからだが、それだけではない。歩く屍は飽くことを知らないからでもある。

ひとつの例を考えてみよう。『ナイト・オブ・ザ・リビングデッド』(一九六八年)にこんな場面がある。若気の過ち(ボーイフレンドから離れまいと、ジュディは大慌てでトラックに向かって駆け出す)と不運な事故(ベンが垂れ下がったガソリン・ホースの近くに松明《たいまつ》を落としてしまい、トラックはティーンエイジャーの恋人たちもろとも爆発する)のせいで、トムとジュディの黒焦げの遺体は農場の母屋の外で悪鬼たちにばらばらに引き裂かれる。この身の毛もよだつ光景の見物人として、私たちはゾンビが人肉のごちそうを感謝祭のディナーのようにむさぼり食うのを目にする。ところが、あなたや私と違い、たっぷりの食事を終えたゾンビがのんびりくつろぎ、大学フットボールの試合を観ながらうとうとするなどということはない。それどころか、もっとおいしい人肉を求めてただちに母屋へとって返すのだ――たったいま大人ふたりを平らげてしまったのが嘘のように！

ゾンビならぬ私たち人間は、空腹時と満腹時をどうやって知るのだろうか？　そう、これもまた辺縁系の仕事だ。

とりわけある脳領域、つまり視床下部が、空腹や満腹をいつ感じるかをコントロールしている。しかし、空腹は胃や腸に支配される感覚だというのに、胃や腸は脳から（ニューロン的距離としては）何マイルも離れている。胃腸はどうやって視床下部と会話するのだろうか？

ここが**迷走神経**の出番だ。迷走神経は一二対ある脳神経のうちの一対で、いくつかの神経束からなっている。脳と体が情報をやりとりできるようにしているが、脊柱を通ってはいない。実際、迷走神経は（もし特定するなら）第一〇番脳神経であり、心拍数の制御や胃腸と脳のあいだの通信回線の維持といった多くの機能を担っている。身体機能の制御に関していえば、迷走神経はまさに何でも屋であることがわかっている。

迷走神経は胃腸、とくに腸の内側を通る神経から多くのインプットを受けとる。食べているとき、あるいはしばらく食べていないとき、これらの小さな神経細胞が脳幹の髄質にあるニューロンへメッセージを送り、消化の状況を知らせる。こうした情報の多くは食べ物の移送（消化されたものは胃腸のどこに、またどんな段階にあるか？）にかかわっている。食べ物をその避けがたい排泄へと押し進める多くのシステムを制御するのが、迷走神経だと考えていいだろう。

興味深いことに、迷走神経は脳と胃腸の通信を仲介するだけでなく、あらゆる種類の変わった身体経験を脳へ伝えているらしい。採血の際にめまいがしたり、気を失ったりしたことはないだろうか？　映画『サンゲリア（原題：Zombi）』（ルシオ・フルチ監督、一九七九年。『Zombi 2』のタイトルでも知られているが、これは奇妙な著作権問題のせいだ）のなかで、ゾンビが犠牲者を戸口からゆっくりと引き寄せながら、眼球を木片で突き刺す場面を見て、吐き気を催さなかっただろうか？　こうした吐き気の反応は**血管迷走神経反応**と呼ばれている。情動ストレスと血管への外傷の影響が混ざりあって迷走神経を過度に刺激すると、内臓を保護するために脳から血液が引いて「休息と消化」の状態に入る。症状が出るのはこうした場合だ。迷走神経は、脳や脊髄を含む**中枢神経系**（ＣＮＳ）と、脳や脊柱から体のさまざまな部分に伸びる**末梢神経系**（ＰＮＳ）を結ぶ主要な通信経路として機能するのである。

さて、消化管は十分な食物をしばらく処理していないと、それを脳に知らせる。だが、ここではニューロンの活動電位（第二章参照）は使わない。代わりに、大量のホルモンを使って空腹であることを脳に伝えるのだ。この通信回線において重要な役割を果たすホルモンのひとつが**グレリン**だ。消化管が手持ち無沙汰で退屈していると、胃と膵臓《すいぞう》から血流中にグレリンが分泌される。この化学物質は脳に捕捉され、視床下部内の**弓状**《きゅうじょう》**核**《かく》と呼ばれるニューロンの小集団を刺激する[3]。具体的には、二種の神経ペプチド（神経ペプチドY［NPY］とアグーチ関連タンパク質［ArRP］）をつくる遺伝子を発現させるニューロンが、血流中のグレリン濃度の上昇を検知すると、視床下部ではじまり下垂体と大脳皮質で終わる一連の活動の引き金を引く。こうした一連の神経の活動が、最終的に空腹であるという身体感覚を生む。したがって、グレリンは脳に空腹感を起こすために胃腸が入れる「スイッチ」だと考えていいだろう。

では、空腹感を起こすスイッチを切る場合はどうするのだろうか？　満腹だと知るにはどうすればいいのか？　それには、胃から分泌される**レプチン**というもうひとつのホルモンを働かせることだ。レプチンはグレリンとは反対に、満腹感を生む一連の事態を引き起こす。このプロセスを進めるには、弓状核にある別のニューロン群を活性化させる。このニューロン群はふたつの化学物質、すなわちプロオピオメラノコルチン（POMC）とコカイン・アンフェタミン調節転写産物（CART）を発現させる。CARTがそう呼ばれるのは、神経伝達物質としてコカインやメタンフェタミンを摂取するのと同じ刺激作用を生むからだ。ところが皮肉にも、CARTは本物のコカインの効果を抑制する働きもする（脳は複雑だといったとおり！）。POMCやCARTを発現させるニューロンを活性化させれば、弓状核のなかで反対の役割を担うニューロンが引き起こした空腹感を抑え込める。

睡眠と同じように（第二章参照）、空腹も単純にオン／オフで機能する。単純というのは、概念的には「オン／オフ」スイッチのように働くからだが、そのメカニズムがきわめて複雑なのはいうまでもない。胃からグレリンが分泌されると空腹スイッチが「オン」になりはじめ、視床下部のNPY／ArRPニューロンが飢えを感じさせるようになると完全にオンになる。レプチンの分泌とともに空腹スイッチが「オフ」になりはじめ、視床下部のPOMC／CARTニューロンが満腹を――より専門的な言い方をすれば飽食を――「感じ」させることで食べる必要性を抑えれば完全にオフになる。

感謝祭のディナーはかわいそうな視床下部に残業を強いるといっていい。しかもここでは、家族によって引き起こされる大きなストレスは考慮していないのだ！

大脳皮質下の脳

すでにご理解いただけたことと思うが、辺縁系は基本的にみずから思考するきわめて複雑なネットワークだ。食べる、眠る、闘う、逃げるといった実に複雑な多くの行動を

[3] 第6章で説明する弓状束と混同しないこと。

コントロールしている――より知的な新皮質のあらゆる領域からほぼ独立に。実際、多くの行動が、より衝動的な深部脳領域と新皮質との絶え間ない争いから生じると考えられる。前者は、ささいなきっかけで闘いをはじめようとしたり逃げ出そうとしたりする。後者は、状況をもっと丁寧に評価し、どうしても必要な場合を除いてこうした衝動を抑制しようとする。

だが、何かがうまく機能せず、大脳皮質がもはやこうした基本的衝動を抑えられないとしたらどうだろうか?

ゾンビのなかではこうした事態が絶えず生じている。率直にいって、計画性や自己抑制はゾンビの行動の特徴ではない。状況を認識したり感情に配慮したりしていては、ゾンビの殺人機械としての効率性は落ちてしまうだろう。狂乱状態で人間をむさぼり食うことの倫理的意味をゾンビが立ち止まって考えることはないし、攻撃の戦略を立てたり連携を図ったりすることもない。戦略を立てれば有利に闘えるはずだが、ゾンビは犠牲を最小限に抑えることに関心がない。彼らはひたすら殺戮に突き進む。多くのゾンビ映画にとって、これはきわめて重要で、中心的で、恐怖を感じさせる要素だ。つまり、個別の捕食者としてのゾンビはどれもこれも愚鈍で、ごく基本的な反射行動しかしないが、群れとしてのゾンビは止められない脅威なのだ。

知的展望のこうした欠如は、科学において**刺激駆動性行動**と称されるものに近い。つまり、ゾンビは先を見越して計画を立てるよりも、身の回りの物事に反応するということだ。人間を捕まえるために罠を仕掛けたりはせず、人間の姿が見えたりにおいを感じたりするまでうろつきまわる。人間の姿やにおいという刺激が脳に入ると、一群の自動的プロセスが稼働しはじめ、より本能的な捕獲行動が引き起こされる。

ここから次のようなことがわかる。ゾンビは脳の深部の（新皮質の下に埋まっている）辺縁領域に大きく依存しており、大脳皮質の衝動制御機能はほとんど活用していないのだ。ゾンビが脳のより深部のこうした領域に大きく依存しているらしいとすれば、「ゾンビ問題」を解決するのは実に簡単ではないだろうか。脳の深部の辺縁領域を破壊すれば、人間を食べようとする衝動はなくなるはずだ。実際、広く認められているゾンビ退治法のひとつは、どんな種類のゾンビであれ「脳を狙え」というものだ。

だが「脳を狙う」ことにはどれくらいの効果があるだろうか？　ゾンビの脳をとりだせば、人間を捕獲しようとうろつく能力を本当に奪い去れるのだろうか？

マイクに聞いてみよう。

◉首をはねられたマイク◉

マイクとは、一九三〇年代にロイド・オルセンが農場で飼っていたニワトリのことだ

(まじめな話、これは実話であり、雑誌『ライフ』で特集され、Lambert and Kinsley 2005で詳述されている)。ある日のこと、ロイドはマイクの首をはねようと外に出た。腹がすいたのでチキン・ヌードル・スープでもつくろうと思ったのだ。農夫としておかしな行動ではない。だが、ニワトリを飼っている農夫にとってごくありふれたこのシナリオは、ありふれているとはとてもいえない筋書きをたどることになる。

オルセンはマイクの首をめがけて斧を振りおろしたが、誤って本来切るべき位置よりやや上部を切断してしまった。通常、首をはねられたニワトリはしばらく駆けまわる……そう、まさに「首をはねられたニワトリ」のように(パニック状態を表わすこの表現はそうした事例に由来する)。こんなことが起こるのは、脳からの連絡が途絶えても脊髄の反射能力の一部は働きつづけるからだ。

だが、駆けまわっていられるあいだは、厳密にいえばマイクは動かなくなって死んでしまったわけではない。実際、マイクは完全に死んではいなかった(もちろん、『ハイランダー 悪魔の戦士』(ラッセル・マルケイ監督、一九八六年)という映画の主人公にように不死身ではなく、結局は死んだのだが、予想よりかなり長生きした)。首なしニワトリのマイクとして知られるようになったこのニワトリは、鳴こうとしたり羽づくろいをしようとしたりしたが、もちろんできるはずはない。鳴くにも羽づくろいにも、ふつうは頭が必要だからだ。

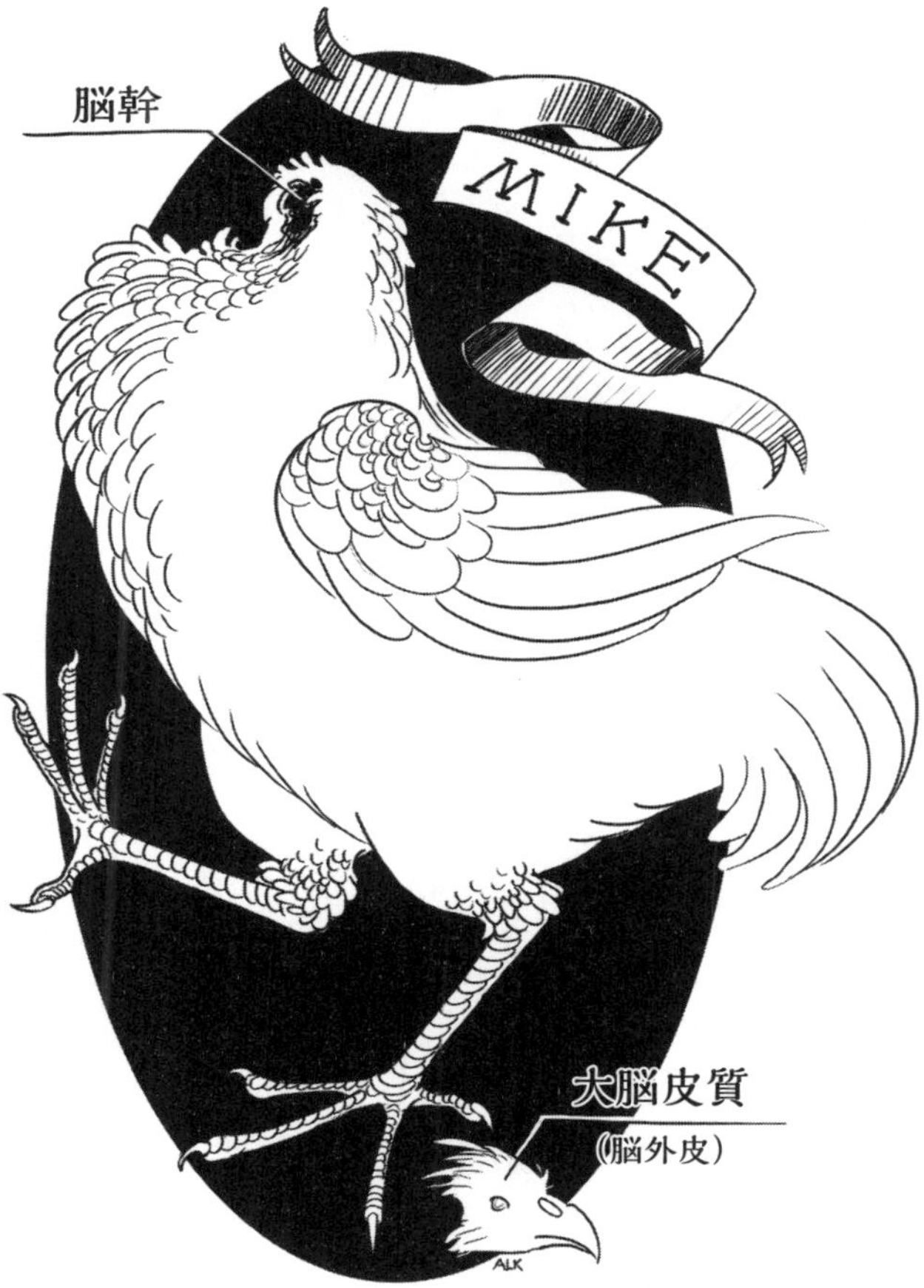

図4.2　首なしニワトリのマイク。彼にとってはまったくついてない日だったが、斧の狙いがそれて二度目の生を送るチャンスを与えられた。あわれなニワトリよ、安らかに眠れ。

ロイドは、点眼器でミルクと水を与えてマイクを生かしておき、珍奇な見世物として巡業に連れ出した。おそらく、首をはねられたあともマイクの脳幹と中脳は無傷で残っていたのだろう。脳幹には呼吸や心拍を制御する多くの重要なニューロンがある。基本的に、脳幹は生きるために欠かせない機能をつかさどっている。これに対して、中脳は体からたくさんの知覚情報を受けとり、すばやく意思決定する。農夫のロイドが餌をやりつづけるかぎり、マイクはコッコッと鳴きながら歩きまわることができた。

ウィキペディアにはこう書かれている（マイクについての情報源はそれほど多くない）。

いったん有名になると、マイクは双頭の子牛といったほかの動物と一緒に見世物巡業に出るようになった。マイクは二五セントの入場料で公開された。人気絶頂の頃は月に四五〇〇ドル（二〇一〇年の金額にすると四万八〇〇〇ドル）を稼ぎ出し、一万ドルの価値があるといわれていた。オルソンが成功を収めた結果、猿真似をしてニワトリの首をはねる者が続出したが、いずれも一日か二日で死んでしまった。

そう、まさに「猿真似をしてニワトリの首をはねる者」だ。要するに、あらゆる人間がゾンビより優れた認知機能をもっているとはかぎらないということらしい。だが、マイクの「幸運」をまねるのは容易ではなく、マイクは唯一の例外でありつづけた。結局のところ『ハイランダー　悪魔の戦士』の話と同じように、首をはねられても死なないのはひとりだけなのかもしれない[4]。

こうして、私たちはニワトリのマイクから貴重な教訓を得る。農夫のオルセンが斧を誤って振りおろしたせいで、脳幹から体へ向かう中継器の多くが、おなじみの迷走神経とともに無傷で残ることになった。おかげでマイクは歩きまわることができたし、鳴いたり羽づくろいをしようとしたりといった簡単な行動もできた。したがって、大脳皮質にあるより高次の領域は、生きながらえたり歩きまわったりするには必要ないのかもしれない。中脳と脳幹が無傷であれば、基本的な生命の維持に必要な多くの機能が守られるのだ。

だが、生き延びるのに必要なさそうだからといって、大脳皮質をすべて取り去ってしまうのはやりすぎだ。ニワトリのマイクはいろいろなことができたが、本当に怒ることはできなかった。とくに、ゾンビのように激怒することは。

怒りに満ちあふれた攻撃性であれ飢餓感であれ、脳の深部が媒介するこうした感情は、

[4]『ハイランダー 悪魔の戦士』で、主人公のコナー・マクラウドが宿敵クルガンの首の少し上をはねたからといって、首なしのクルガンが走り回るのをやめなかったとしたら、どんなにひどいことになっただろうか？

ニューロン、腺、ホルモンの複雑なネットワークによって突き動かされる。ゾンビの怒りと飢えは明らかに常軌を逸している。だが、どう逸しているのだろうか？
生ける屍に見られる攻撃性について考えてみよう。獲物に近づきながらうなり声をあげ、歯をむき出し、しゃがれ声で怒号を発することから判断して、ゾンビがつねに腹を立てており、人間を餌食にしたがっているのは間違いない。エピネフリンの作用で怒り狂っている数千という獣を見誤るはずがない。この制御できない激しい怒りは、ゾンビの脳について何を教えてくれるだろうか？

こうしたタイプの激しい怒りは、先を見据えた悪意ある怒りというより、刺激によって引き起こされる原始的な怒りだ。したがって衝動的・反射的な攻撃性に近く、たとえばふたりの酔っぱらいが喧嘩をしたり、ドライバーが運転中にキレたりする場合に似ている。こうした攻撃性の亜類型は、二〇〇九年のトレイナーらの定義からして、ゾンビの行動様式に最もふさわしいと思われる。彼らはこう定義している（一六九ページ）。「衝動的・反射的攻撃性」は、突発的で、激しく、永続的あるいは不適切な攻撃的反応に帰結する」

ゾンビは相手が人間だというだけの理由で、あらゆる人びとに怒りを向ける。この種の怒りは脳のより「原始的な」（いいかえれば、系統発生学的に古い）領域に根ざしており、あらゆる哺乳動物がもつ神経の「闘争・逃走」回路を反映している。派手な銃撃に見られるような、冷静で計算された怒りとは異なる。

臨床で見られる攻撃性のもうひとつの亜類型は、間欠性爆発性障害（ＩＥＤ）として知られており、「ひどく状況にそぐわない」衝動的な攻撃性と定義されている（Trainor et al., 2009, p. 168）。ＩＥＤを患っている人は、数ドルを失くすとかちょっとした失言といった小さな、あるいはささいなきっかけで怒りを爆発させ、その状態で他人を傷つける恐れがある。神経生物学的見地から見たＩＥＤの正確な原因は（原因がひとつだけあるとして）わかっていないが、ＩＥＤを引き起こしかねない特異な神経疾患がいくつかある。側頭葉ニューロンの病的亢進はその一例だ。攻撃性の生物学的根拠になりそうなひとつの手がかりが、ブルーナーらによる一九九三年の報告に見られる。この報告で取り上げられているのは、モノアミン酸化酵素Ａ（ＭＡＯＡ）の構造遺伝子コーディングに突然変異のあるオランダ人家族だ。その調査結果によると、研究対象となった男性全員が「ふつうに考えれば怒る原因がほとんど、あるいはまったくないにもかかわらず、なんらかの攻撃的な激しい怒り」を示したという。

ゾンビが見せる衝動的、爆発的、攻撃的行動を考えると、こういって間違いないだろう。ゾンビは眼窩前頭皮質が適切に機能しておらず、結果として、おそらく辺縁系の働きが優勢になりすぎているのだ。そのため、ゾンビの扁桃核、視床下部、視床はつねに活動が過剰で、ＨＰＡ系の激しい変化やホルモン系の異常調節を招いてしまう。こうした変化や異常は、人間にはあまり見られない非常に敏感な副腎反応を引き起こすとともに、社会規範や道徳を変化させてしまうことはいうまでもない。

辺縁系領域のこうした機能障害は、視床下部による食欲制御にまで影響するらしい。ゾンビがとりわけ抑制すべきなのは、胃腸から送られてくるレプチンの信号を無視して満腹感の混乱を招くニューロンの活動だ。

行きすぎた飢えと怒り。このふたつは、人間を食物源とみなす生き物には絶対にもってほしくない。

第五章

ゾンビ•アポカリプスに涙はない!

感情の長所は人を道に迷わせることであり、科学の長所は感情的でないことだ。
オスカー・ワイルド『ドリアン・グレイの肖像』

ゾンビの群れとは、当然ながら、餌食にする人間を探して大挙して歩くゾンビのことだ。山ほどのゾンビが一日中ショッピングモールをうろついていても殺しあうことはないのに、息をする生きた人間がたまたまその場に紛れ込むや、突如として激しい餌の奪い合いがはじまるのはなぜだろう。

ゾンビは生ける屍と本当に生きている者をどう見分けるのか？　殺し合いも共食いもしないのはなぜなのか？　『ウォーキング・デッド』のマンガ本やテレビドラマですで

に古典となったあるシーンにひとつのヒントがある。リックとグレンは、足を引きずって歩くゾンビの群れを縫うようにして、アトランタの街を通らなければならない。ふたりはぞっとするようなシーンで、ゾンビの群れに紛れ込んでも気づかれずにすむように、死者の血、はらわた、血糊を全身になすりつける。

なぜこんなことをするかといえば、死者の臓物が放つひどい悪臭で生者のかすかなにおいを消し、歩く屍に自分たちを「仲間のひとり」だと信じ込ませるためらしい。だが、人間の（おそらくその後は歩く屍の）嗅覚がこれほどひどい環境にさらされているときに、どうすればその目論見がうまくいくのだろうか？　ゾンビはこうしたやり方で「コミュニケーション」をとるために、どんな嗅覚的手がかりを利用しているのだろうか？

信じようと信じまいと、**社会性**を理解するには、まず私たちの嗅覚について語る必要がある。

においは生ける屍の魂を好む

あなたはどうやってにおいをかぐのだろうか？　いや、現時点であなたがどれほどくさいかという話ではない。そうではなく、あなたの嗅覚がどう機能しており、それがあ

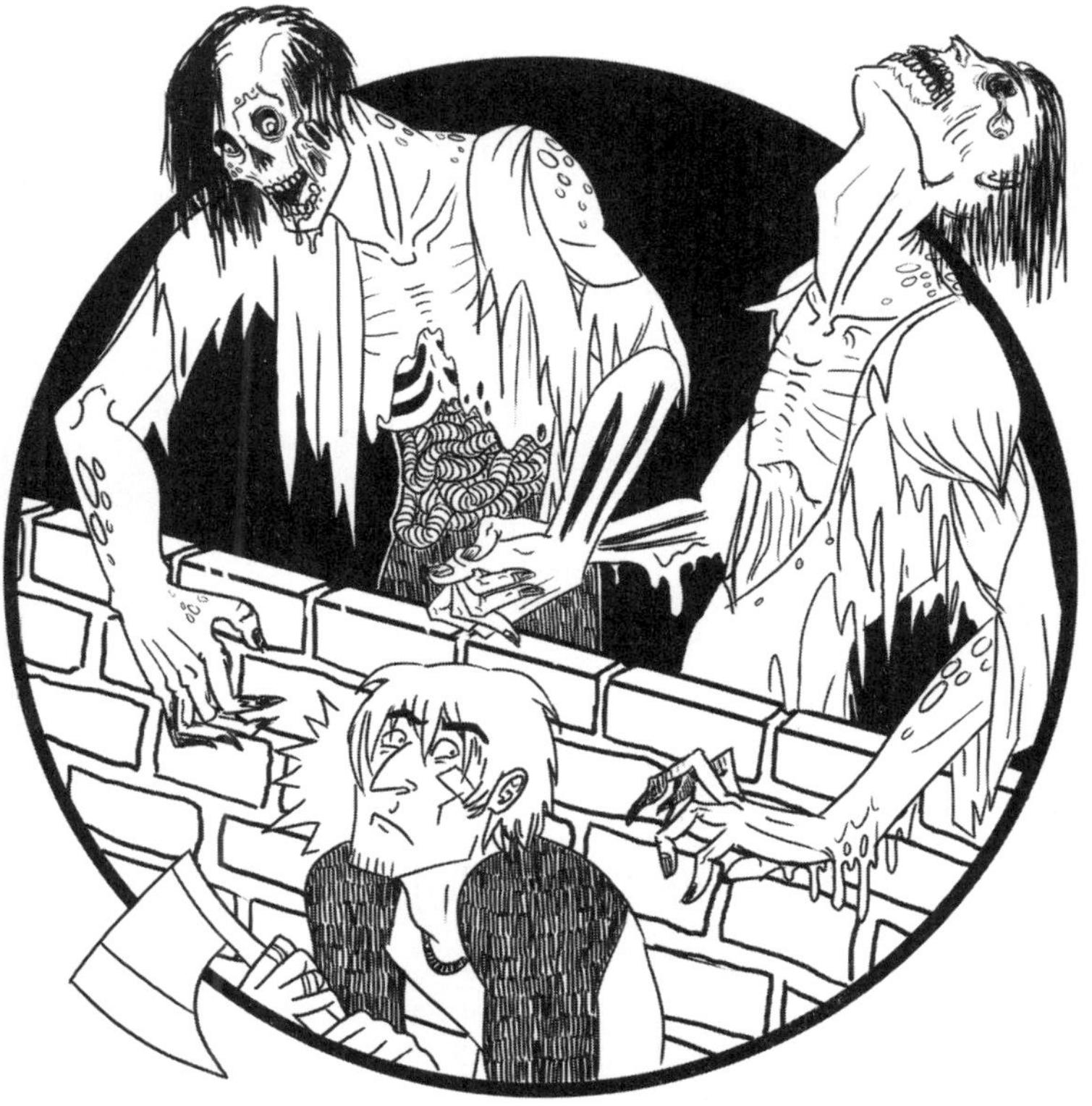

図5.1　ゾンビは仲間内では高い社会性を示すものの、人間に対する社会性はきわめて低い。それが彼らの本性なのだ。こうした事態の一因は、ゾンビが自分たちと人間を異なる仕方で認識することかもしれない。

る一定の感情と強く結びついているのはなぜかということだ。おばあちゃんがクッキーを焼いているときの家のにおい。恋人の香水やオーデコロンのにおい。あなたを追いつめている生ける屍が放つ腐臭。こうしたにおいが心を揺り動かすのはなぜだろうか？

まずは嗅覚、つまりにおいの感覚がどう機能しているかを理解する必要がある。感覚には、視覚、触覚、聴覚、平衡感覚、味覚、嗅覚などがある。これらすべての感覚が結びついて統一的な知覚表象を形成し、私たち自身や周囲の世界について情報を知らせてくれる。感覚のなかでも味覚と嗅覚だけは、世界からじかに化学的にサンプルを採取しなければ機能しない。世界には有毒・有害な多くの化学物質があることを考えると、これは危険な方法になりかねない。

最終的には、感覚が明瞭な意識のなかに入り込んで初めて、私たちはそれに気づくことになる。神経科学の観点からすると、このプロセスは次のように説明される。ある刺激が鼻のなかのひと揃いのニューロンを活性化させると、そのニューロンが嗅球と呼ばれる初期感覚野にシグナルを発する。つづいて嗅球が新皮質のもっと認識力の高い領域にシグナルを送ると、シグナルが意識にのぼる。だが、こうした感覚シグナルが新皮質に達する前に、それらを処理する多くの段階が存在することが多い。この事実が意味するのは、脳損傷の特殊な事例において、刺激を意識することなく刺激に反応する人がいるということだ。その典型例が**盲視**である。医学的には目の見えない人が、ある種の視覚入力に対して無意識に反応できるケースだ。盲視の人はこう断言するだろう。室内にある物体は見えないが、ぶつからないよう歩けといわれれば、床の上にあるふつうならつまずいてしまう障害物を避けて歩くことができると。

感覚情報を（必ずしも意識せずに）利用する能力が生じるのは、ひとつを除くすべての感覚が新皮質に入る直前にまず神経の門番の前を通過するからだ。この神経の門番とは第一章で説明したものと同じ、つまり視床である。粘土のたとえ話を覚えているだろうか。緑の粘土塊である視床は脳幹の上部に位置し、感覚入力が意識にのぼる前にそれを調節する手助けをする。視床を通過することのない孤立した感覚がにおいだ。ほかの感覚と違い、嗅覚のインプットは新皮質、とくに感情と記憶を処理する皮質領域にじかに到達する。この事実がにおいと記憶の強い結びつきを支えているらしい。長い年月を経たあとでも、においは記憶を呼び起こせる。たとえば、焼き立てのクッキーの香りがおばあちゃんを思い出させたり、腐りかけた肉のいやなにおいがうろつきまわるゾンビと初めてやりあった記憶をよみがえらせたりする。

嗅覚が脳の認知領域と直接つながっているからといって、人間は外界と交流する際に嗅覚を一次性感覚として利用するわけではない。その栄誉に浴すのは視覚と聴覚だけのようだ。実際、人間の嗅覚はほかの動物よりもかなり劣ると考えられている。イヌ科の動物とくらべるとそのひどさが際立つ。だからこそ、人間は数千年をかけてイヌを訓練して家畜化し、狩りを手伝わせるようになったのだ。人間がにおいを頼りにバッファローを見つけようとしたら、どれだけの時間がかかるだろう！

だが、鼻を使って何かを見つけることが、私たちは本当にそんなに苦手なのだろうか？ 二〇〇七年、『ネイチャー・ニューロサイエンス』という専門誌である有名な実験が報告された。カリフォルニア大学バークレー校の研究者が実に驚くべき事実を発見していた。嗅覚にしか頼れないよう強いられた人びと（目隠し、耳栓、手袋を着用させられている）が、芝生につけられたかすかなにおいを警察犬とほぼ同じように追跡できたのだ。ジェス・ポーターは研究論文の筆頭著者として、あるインタビューで次のように語っている（Sanders 2006）。「人間の嗅覚が鋭くない理由のひとつとして、それがあまり必要ない点があげられます……しかし、においをかぐ訓練をすれば嗅覚はかなり鋭くなるのです」。こうした研究結果があるからといって、誰もが本質的には警察犬だということにはならない（人間の友人であるイヌのほうが、嗅覚に関してははるかに優れている）。だが、ことによると私たちは、においで何かを探し出すことが一般に思われているほど苦手ではないかもしれない。

それにもかかわらず、においをかぎまわるだけで群衆のなかからある人を探し出すのが難しいとすれば、それは私たちがまずは嗅覚以外の感覚を大いに頼りにするからかもしれない。誰かを探すとき、私たちはその人をかぎわける必要はない。だが、歩く屍にとって事情が異なるのは明らかだ。『ウォーキング・デッド』というテレビドラマに出てくるゾンビは、死者と生者を、見かけだけでなくにおいによっても区別しているらしい。野蛮な方法に見えるかもしれないが、それほど異常というわけではない……私たち人間にとってさえ。

イヌをはじめとする動物が絶えずにおいをかぎあっているのはたしかだ。いっぽうほとんどの人は、友人と他人を区別するため、歩きまわってたがいの尻のにおいをかぎあったりはしない。だが、見知らぬ場所や友人宅を訪れ、「わが家と違うにおいがする」と内心で思ったことがどれだけあるか考えてみよう。自覚はなくても、居心地のよさや親しみやすさを覚える際に嗅覚は重要な役割を果たしている。『ウォーキング・デッド』でリックとグレンが腐りかけた肉を体に塗りたくるシーンは、きわめて凄惨な方法でそれを示しているのだ。

人間の社交性と嗅覚の関係は論争の的になっており、いまだに解決されていないが、ほかの動物ではもっとはっきりした結びつきがある。ほとんどの哺乳類は、鼻孔のなかの小さな穴に**鋤鼻器**《じょびき》という受容体がある。分子を検知するこのちっぽけな受容体は**フェロモン**にとても敏感だ。フェロモンとは、植物や動物がコミュニケーションをとったり行動を変化させたりするのに使う化学伝達物質である。もう少しいうと、フェロモンは動植物界全体で利用されていて、交尾中のラットの内分泌系を調整したり、蟻が歩いた跡を仲間に知らせたりするのに使われる。

フェロモンにもさまざまなタイプがあって、動物では雌雄選択や交尾に影響したり、攻撃性を高めたり、さらには社会的交流を変化させたりする。人間がどこまでフェロモンの影響を受けるかは、まだはっきりしていない。だが、いくつかの一連の研究によって、人間のもつ信頼感や社交性はある種の神経ペプチド（タンパク質に似た、神経作用を変化させる小さな分子）を用いて操作できることが示されている。たとえば、**バソプレシン**という神経ペプチドがラットの社会的行動にどう影響するかを示した研究がある。バソプレシンがラットの嗅覚受容体に到達するのを遮断すると、ラットがたがいに仲間を認識する能力は低下する。つまり社会的に盲目となり、コロニー内で自分以外は誰が誰だかわからなくなってしまう。たったひとつの化学物資を遮断するだけで、母親と赤の他人の区別がつかなくなる事態を想像してほしい（この考え方を人間に当てはめたケースについては第六章で詳しく説明する）。

私たちもまた、社会的行動に対する神経ペプチドの影響を受けやすいかもしれない。近頃、多くの通俗的な新聞や雑誌で、**オキシトシン**という化学物質が注目を集めている。これは出産の際に脳で分泌されるホルモンだ（実際、ギリシャ語の「速やかな出産」を語源とするオキシトシンは、出産を早めるために母親に投与されることもある）。社会的行動にオキシトシンの果たす役割についてはいまだに論争がある一方、多くの興味深い証拠から、オキシトシン・スプレーの鼻への注入が信頼を高めていることがわかる。それは「向社会的」行動と考えられている。だが、ちょっと待ってほしい。それだけではないのだ！　オキシトシンは自分の属する社会集団の内部で仲間意識を高めたり社会的行動を増やしたりすると思われるが、外部にいる者への攻撃性を強めることにもなる。したがって、今度誰かがオキシトシンを「愛のホルモン」と呼んだら（メディアでそう呼ばれることが多いのにはいらいらさせられる）、その相手をひっぱたき、いまのはオキシトシンのせいだといってやるといい。

ミラー、脳のなかの鏡

フェロモンに類するものが人間の向社会的行動に一役買っている可能性はある。とはいえ、こうした神経ペプチドだけが人間の社会的相互作用を調停するという聡明な役割を担うわけではないことは明らかだ。対抗馬として目下人気なのが**ミラーニューロン系**である。このゆるやかに定義された系は、ふつうは前頭葉にあるニューロンの集団で、ふたつの基準を満たしている。すなわち（1）あなたがある行動をとるときに活性化し（2）ほかの誰かが同じ行動をとるのを見るときにも活性化するのだ。したがって、このニューロンは、あなたにも他人にもとれるある行動（手を伸ばすなど）の一般概念を表わしているように思える。

わかりにくい？　では、具体例を考えてみよう。マッドサイエンスの怪しげな技法を使い、私たちはあなたの脳の運動計画領域のひとつ、つまり運動前野腹側に電極を埋め込んで、あなたをゾンビ・アポカリプスの世界に送り込むとしてみよう。安全な保安林らしき場所をさまよっていると、あなたは地面に一本の斧が置かれているのに気づき、それを拾いあげようとする。斧に手を伸ばす直前、前頭前皮質が一気に活性化する様子が、私たちの見ているコンピューター画面に映し出される[1]。運動の制御については第三章ですでに学んでいるから、これは驚くことではないはずだ。

斧を拾いあげてあたりを見まわすや、あなたは大柄な木こりのゾンビがすぐ背後に立っていることに気がつく。こんなところでゾンビに出会おうとは思いもよらなかったから、少しばかり不意をつかれてしまう。格子柄のフランネルのシャツにデニムのオーバーオール、ぼさぼさのあごひげ、腐りかけた顔の肉。その奇妙な容姿にかつてない恐怖を感じる。実際、あまりにも怖かったせいで、握りしめていた斧を落としてしまう。斧はあなたの脇にむなしく転がる。

前世で木こりだった頃の習い性でもあるのか、ゾンビは足元に転がっている斧を拾いあげようと手を伸ばす。ゾンビが手を伸ばしているあいだ、モニターには、ほんの数秒前にあなたが斧に手を伸ばした際に活性化したのと同じ脳細胞が再び活性化する様子が映し出される。この二度目の発火からわかるのは、私たちが目にしているのがミラーニューロンだということだ。なにしろ、あなたは体を動かしていない。恐怖で身がすくんだままなのだ。

このシナリオはここでちょっと中断しよう。ミラーニューロンの働きがどう考えられているかについて、要点を理解してほしいからだ。さて一部の科学者は、これらのニューロンが社会的な絆や人間同士の交流において本質的な役割を演じていると主張する。ミラーニューロンは、私たち自身の内面的な心象と他人への見方をつないでいる——基本的に、ミラーニューロンは私たちと他人を結びつける脳システム、つまり共感の脳システムの一部だというのだ（Gallese 2001 を参照）。

こうした主張の論理は単純だ。自分がやるときでも他人がやるのを見るときでも、同じ行動（たとえば斧に手を伸ばすこと）に際して活性化するとすれば、ミラーニューロンはその行動の概念を表わしているにちがいない。さもなくば、自分自身が当の行為をどう感じるかわからないのに、生まれて初めて出会ったゾンビをやっつける恐怖がどうして理解できるのだろうか？　したがってミラーニューロンは、斧をふるったり、自動車を走らせたり、ゾンビから逃げたりするのがどういうことかを、脳内でささやく小さな声なのだ。

[1] 私たちが厳重に防備された研究室のなかで快適に座っていることはいうまでもない。

ミラーニューロンと感情のこうした結びつきがきわめて薄弱なのはいうまでもない。この例は、相関関係を示す研究結果にまつわるある問題を示している。つまり、対象となるふたつの事象のあいだに因果関係があるとは断定できないということだ。行動の概念を内面化することとは無関係なある行動を観察するとき、ミラーニューロンの発火が見られるのはなぜか。それについてはほかにも多くの解釈がある。屋外が暖かくなれば私たちは薄着になる。それゆえ、気温と服装のあいだには逆相関があるといわれる。しかし、だからといって、あなたが裸になっても冬が暖かくなるわけではない。

これと同じ推論上の問題がミラーニューロンの理解にも当てはまる（実は、機能的磁気共鳴画像法（ｆＭＲＩ）や電気生理学的記録を用いた多くの研究にも当てはまる）。ふたつの事態が同時に起きるだけでは、それらが関連していることにはならないのだから、ましてや共感のような基本的概念の発生が証明されるはずはない。実際、私たちの知るかぎり、運動前野腹側（通常、サルではミラーニューロンと関連づけられる領域）を損傷した人びとがとくに冷淡に振る舞うなどという事例は報告されていない。

よって言うまでもなく、ほかの多くの科学者はこう考えている。ミラーニューロンと共感をめぐるこうした主張は少しばかり……大げさだと[2]。

感情の神経説をめぐる問題

ここにいたって、ゾンビの心理学的研究はやや行き詰まってしまったようにも思える。神経科学は、感覚や感情といった複雑な物事を説明しつくすところまでは行っていない。できないということではなく、まだその段階に達していないだけだ。とはいえ、私たちは徐々に目標に近づきつつある。

人類の誕生以来、感情は、作家、詩人、画家、音楽家の主題であり、彼らにインスピレーションを与えてきた。愛はソネットの着想をもたらす一方で、戦争を引き起こすこともある。恐怖は英雄も悪党もつくりだす。ゾンビ学者の多くが、死の恐怖、不確実性、社会の混乱は、ゾンビというジャンルを活気づける女神だと主張する。

だが、感情のように言葉ではいいつくせないものを、科学者はどうやって計測すればいいのだろうか?　感情はそもそも主観的なものであるうえ、「感情」の定義について科学的コンセンサスを得るのが難しいこともあって、感情の神経科学的研究は、一〇〇年を超える歴史があるにもかかわらず依然として揺籃期《ようらんき》にある。

一八八四年、現代心理学の父として傑出した存在であるウィリアム・ジェームズが書

[2] ミラーニューロンが実は何をやっているかに関する議論をもっと知りたければ、下記のすばらしい評論を読むことをお勧めする。Ilan Dinstein「Human cortex: Reflections of mirror neurons」(2008)

いた基本論文が、感情に関する科学者の考え方を一変させた。彼が提示した直観に反する仮説は、「ウィリアム・ジェームズの熊」としていまだに言及される。

常識的な見方によれば……私たちは熊と遭遇し、震えあがり、逃げ出す……ここで擁護すべき仮説によれば、事態のこうした順序は間違っている……つまり、もっと理にかなった言い方をすれば……恐怖を感じるのは……私たちが震えるからであり……場合によっては、恐怖を感じるから……震えるのではない。[熊を]知覚したあとに訪れる身体の状態がなければ、知覚はただ形式的で、ぼんやりしており、生気がなく、感情的な温かみにも欠けているはずだ。そうした場合に熊を見れば、逃げるのが最善だと考えたり、攻撃を受けたり、殴るのが正解だと思ったりするかもしれない。だが、恐れや怒りを感じることはありえない(James 1884, p. 190)。

私たちの身体がこんなふうに反応するのはなぜか? 「恐怖」を感じるのはなぜか? 愛とは何か? 別の言い方をすれば、あの有名な論文のタイトルが問うように「感情とは何か?」。

感情を分析するには、まず外側に現れるものを観察してみるのがいい。つまり、笑ったり、泣いたり、恥ずかしがったり、震えあがったりといったことだ。感情の身体的な現れと脳の結びつきを初めてきちんと記述したのは、実に興味深いことに、チャールズ・ダーウィンだった。ダーウィンは一八七二年にこう書いている。

私はティエラ・デル・フエゴ［訳注：南米大陸の南端に位置する群島］で、きょうだいを亡くしたばかりのある現地人に出会った。彼は狂ったように泣き叫んだかと思えば、面白いものを見て笑い転げたりといったことを繰り返していた。ヨーロッパの文明化された国民とは、嘆き悲しむ頻度がまるで違う。イギリスの男性は、きわめて深い悲しみに耐えきれない場合を除いてめったに泣かない。いっぽう、ヨーロッパ大陸のいくつかの地域では、男性が涙を流すことへのためらいや遠慮ははるかに小さい（Darwin 1872, p.155）。

さらにダーウィンは、「ある種の脳疾患にかかると……とくに涙を流しやすくなる傾向がある」とも述べている。

だが、ジェームズの洞察をいいかえればこうなる。私たちは悲しいから泣くのか、それとも泣くから悲しいのか？

一部のまれな症例で、ある種の精神疾患や脳障害が「異常な泣き笑い」を引き起こすことがわかっている(**情動調節障害**ともいわれる)。あまり大したことのないきっかけで起こり、必ずしも状況に「ふさわしい」とはいえない情動反応としての感情の爆発を制御できないことが、その特徴だ(たとえば、悲しむべき事態を笑ったり面白いものを見て泣いたりする)。この症例が実に興味深いのは、自分の反応が場違いであることを患者がたいてい認識しているからだ。

この症例では、感情の表出と感情そのものがやや乖離しているように思われる。情動調節障害には一定の明確な原因がないことを考えると、問題はさらに複雑になる。では、表出された感情は本当の感情なのだろうか?

いうまでもないが、これらの問題は複雑で未解決の科学的課題であり、おっちょこちょいでゾンビ映画好きのふたりの神経科学者が答えられるレベルをはるかに超えている。私たちはこの問題を解決しようとするより、むしろほかの問題から切り離し、ここでは回答が見つからないまま棚上げして、ゾンビの話題に戻ることにしたい[3]。

●

私たちの意見は次のとおり。ゾンビは知覚の仕方を変化させることによって、ほかのゾンビを仲間として、人間を部外者として認識する。この問題は、第七章と第八章で顔面知覚について述べる際に詳しく取りあげよう。ほかのゾンビを仲間として認識するこうした能力は、きわめて強力な嗅覚に加えてフェロモン・システムに支えられているらしい。そのため生きている人間のにおいは、仲間に属す／属さないを識別するこうした効果を増強し、生者への攻撃性を高めることになる。この攻撃性は、前章で論じたＨＰＡ系や扁桃核の機能障害が起こるとさらに悪化する。

　最終的に、以上のことに加え、ゾンビのミラーニューロン・システムが破壊されているとすれば、もはや友人とも親戚とも認識できなくなった相手に対するゾンビの攻撃性はさらに激しくなる。ゾンビの脳内でこのシステムが完全に破壊されていると仮定すれば、ゾンビは相手が仲間であっても認識できないのではないだろうか。だとすれば、より穏当な仮説は、ミラーニューロンの反応特性が変化してしまったというものだろう。

　したがって、ゾンビの劣化した前頭皮質に電極を差し込むことができれば、ゾンビがある行動をする、あるいは仲間が同じ行動をするのを見るときにだけミラーニューロンが反応し、生きている人間がその行動をするのを見ても反応しないことが観察できるだろう。ともかく、ゾンビが人間の行動を目にしても、ミラーニューロンがその行動を「鏡のように映す」ことはもはやない。

　こうして、私たち著者が『ショーン・オブ・ザ・デッド』（この映画については第八章の冒頭で触れる）や『ウォーキング・デッド』で学んだように、死にたくなければ、ゾ

[3] 神経科学を用いて感情を理解しようとする試みがどれほど複雑かは、とても本章で説明しきれるものではない。幸い、このテーマについては私たちよりはるかに詳しい人たちが多くの書籍や論評を書いている。もっと知りたい読者には、LeDoux (2000)、Davidson, Jackson, and Kalin (2007)、Barrett et al. (2007)に目を通すことを強くお勧めしたい。

ンビの行動をまね、決して生き物のにおいを発してはならない。ゾンビはあなたを仲間のひとりと考え、巧妙に仕掛けた罠のところまでついてくるかもしれない。以上のように、ゾンビが抱える障害の神経的基盤を理解することによって、私たちは自分が生き残る可能性を最大化する計画を構築しはじめることができる。

第六章

舌——かんだりもつれたり

「いいか、俺がやってみせたように台詞をいうんだ、舌をなめらかにして。多くの役者のように大げさな口調でやるなら、町の広報係にでも任せたほうがましだ」

ウィリアム・シェイクスピア『ハムレット』

ふたりの文明人のあいだで意見が食い違えば、たいていの場合、ふたりは折り合いをつけるために話し合おうとする。考え方が違うからといって、相手を引き裂いてその脾《ひ》臓《ぞう》を食べてしまおうなどという事態に陥ることはまずありえない。ほとんどの人は、ゾンビが文明的な集団だとはいわないはずだ。私たちがいおうとしているのは、こういうことだ。ゾンビが雄弁術で知られているということはないのである。あなたはゾンビがもたらす終末の世界から、口先でうまいことをいって逃げ出そうとはしないだろう。扉を打ち破ろうとしている腐りかけた死体ないを説得して、和平協定に署名させ、自分に有利な降伏条件で解決を図ろうとはしないだろう。あなたがゾンビから受けとる大半の意思表示は、追いかけながら発せられるしゃがれたうめき声やうなり声だ。『バタリアン』（一九八五年）に登場する有名なゾンビ、タールマンが次の獲物を見つけた際に叫ぶ「Brraaainsss!（脳ミソくれ～）」のような、意図が伝わる何かを耳にすることはめったにない。

同じく『バタリアン』で、警官のゾンビが新たな獲物の一団を求めてトランシーバーに向かって発する「Send more cops.（よこせ。もっと。おまわり）」のような単語の羅列を聞くことは、さらにまれだ[1]。とてもシェイクスピア的とはいいがたい。それどころか、ほとんど会話にならないのだ。

だが、言葉を話すことと理解することはまったく別だ。ゾンビは言葉を理解するだろうか？　そこで読者に聞きたいのだが、ゾンビが本や雑誌、あるいは掲示板でもいいから読んでいるのを見たことがあるだろうか？　そう、私も見たことがない。書かれた言葉だけの話ではない。『ナイト・オブ・ザ・リビングデッド』（一九六八年）で、クーパー夫人はゾンビとなった娘に必死に嘆願するが、直後にそのチビのゾンビは園芸用の鋤を母の胸に突き立てる。幼いカレンは母の口から発せられた音声が、嘆願であることはもちろん、言葉であることさえわからないようだ。

したがって、話すにせよ聞くにせよ、歩く屍と会話しようとして時間を無駄にしないよう強くお勧めしたい。

私の叫びが聞こえる？

言語とコミュニケーションは信じられないくらい複雑なものだ。どんな状況であれば、比較的単純なコミュニケーションだと思えるだろうか。次のようなシナリオを考えてみよう。

近くにいる誰かが「ゾンビだ！」と叫ぶ。それを聞いて、あなたは大慌てで逃げ出す。

このちょっとしたコミュニケーションは単純に聞こえるかもしれないが、実はかなり複雑である。分析してみよう。まず話し手（叫ぶ人）は、危険な亡霊がすぐ側に立っているのを見て、事態を認識しなければならない[2]。話し手の脳はどうにかして、この悪鬼の視覚認識を、それが表わす危険の理解へと変換しなければならない。次に、話し手がその危険をあなたに向かって表現したいと思わなければならない。その表現の現れとして、話し手の口、唇、舌が奇妙な形へすばやく変化する一方で、声帯が空気を振動

[1] もっとも、これはコミュニケーションをとっているというより、訓練を積んだ古株警官が緊急事態に応援を要請する際の手続き記憶が表出したものだといいたい。これについては第10章で論じる。

[2] もちろん、話し手が間抜けだったり悪ふざけをしていたりする場合、これは成立しない。だがここでは、ゾンビが現実にその場にいるものと仮定しよう。

させる。つづいて、この振動があなたの鼓膜を震わせ、いくつもの部分に分解され、あなたの脳によってひとまとまりの音に再構成される。あなたはどういうわけか、その音が危機の急迫を意味していることを理解する。

しかも、こうしたことのすべてがくしゃみをするよりも短い時間で起こる。

言葉によるコミュニケーションの理解に重要な役割を果たす「聞くこと」は、話者の言葉という振動する空気が、あなたの鼓膜を震わせるところからはじまる。構造化された言葉はおそらく人間特有のものだろうが、聞くこと自体は多くの動物が行なっている。では、それはどうやって機能するのだろか？

私たちが何かを聞くとき、まず音の圧力波が**鼓膜**を震わせる。おっと、申し訳ない。音響学や聴覚学に不案内な人にはなじみのないへんてこな用語を使ってしまった。**音の圧力波**とは時間とともに変化する空気圧の形状を表わす言葉で、私たちはそれを耳で聞く。鼓膜の内側には**基底膜**と呼ばれる組織がある。この膜は多くのさまざまな周波数によって振動する。膜の一方の端は他方の端より薄くて硬く、もう一方の端は広くてやわらかい。そのため音が耳に入ってくると、基底膜はそれを低周波、高周波、その中間のあらゆる周波に分解する。いわば、ステレオ装置で低周波の低音をあげながら、高周波の高音は一定に保っておくようなものだ。つづいて、音は脳幹のさまざまな部位を通過して側頭葉の上部に達し、**一次聴覚野**と呼ばれる領域に伝えられる。一次聴覚野の下には**ヘシュル回**[3]と呼ばれる灰白質の隆起がある（一次聴覚野についてはもう少し論じる）。

ここまで、空気の振動がいかにして、音をさまざまな周波数に分解する微弱な神経信号に変換されるかを説明してきた。大脳新皮質に達する途中で、こうした音の神経表現は一連の小さな中継基地を通過する。これらの中継基地は音の処理のために重要な役割を果たす。たとえば、あるいくつかの中継基地は、音が一方の耳に到達したタイミングともう一方に到達したタイミングの時間差を計算する。これを知ることが、どうして重要なのだろうか？　それによって、空間内における音の位置を把握できるからだ。ある音が右耳より一〇〇〇分の一秒早く左耳に到達したとすれば、音源は身体の右側より左側に近いことになる。人間の耳と脳による聴覚情報の時間的特性の処理は信じられないほど正確で安定している。実際、きわめて正確なので、医師はこの感覚のわずかな違いを利用して聴覚の健康状態を調べられるほどだ。

だが、いくら人間が空間内の音の位置を把握するのが得意だといっても、哺乳類のある遠い親戚にははるかにおよばない。空を飛ぶという特異な能力でも知られる哺乳類、コウモリだ！

誰もが知っているように、コウモリは洞窟で暮らし、夜に狩りをする。つまり、コウモリには周囲を「見る」のにふたつの選択肢があることになる。（1）ＳＦ映画『プレデター』シリーズに出てくるエイリアンばりにヒート・ビジョンの能力を発達させ

[3] この名称はその部位を初めて記述したリチャード・ヘシュル（1824–1881）にちなんだものだ。『ウォーキング・デッド』に登場する片脚の農夫、ハーシェルと混同しないように。

る。(2)視覚を利用することはあきらめ、暗闇でも支障なく機能する別の知覚の手段を強化する。進化は前者より後者を支持したようだ(少なくともコウモリについてはそうだが、他方でヘビはプレデターのヒート・ビジョンを発達させてきたらしい)。実際、コウモリは長い時間をかけて聴覚に磨きをかけ、いまでは地下の洞窟の入り組んだ迷路を高速で飛びまわり、音だけを頼りにわずか数ミリの虫を狩れるほどになっている。この手法は**反響定位**として知られている。

◉コウモリの飛行◉

現在では、学校に通うほとんどの生徒が、コウモリは音を利用して飛びまわることを知っている。だが、私たちは昔からそれを知っていたわけではない。コウモリの飛行の技法を解明するには科学が必要だった。

一九三〇年代の末から一九四〇年代の初めにかけて、神経科学者のロバート・ガランボスは動物生理学者のドナルド・グリフィンと協力して一連の有名な実験を行ない、コウモリが反響定位を利用して飛びまわっていることを証明した。具体的にいうと、ガランボスとグリフィンは、コウモリは音を利用して狩りをするという民間の言い伝えを検証したいと思い、実に単純な実験にとりかかった(Griffin and Galambos 1941)。ふたりは床から天井へとたくさんのワイヤーを張りめぐらし、障害物競争の走路のような部屋をつくった。松やにを使ってコウモリの眼を一時的に開かないようにすると、その部屋に放してみた。ワイヤーにぶつからずに飛びまわる能力を観察しようというのだ。予想どおり、コウモリは部屋のなかの障害物を見事に避けて飛び、視力を使わずに衝突を回避していることが確認された。だとすれば、こう結論するしかない。コウモリは視覚以外の感覚を利用して障害物を避けているにちがいないのだ。

目隠しテストが終わると、ガランボスとグリフィンはつづけてほかの感覚について調べることにした。触覚のテストは適切な選択肢とは思えなかった。コウモリは高速で飛びまわっているから、触覚だけを頼りに物体の位置を認識するわけにはいかない。張りめぐらされたワイヤーの一本にでも触れれば、もはや手遅れで、コウモリはワイヤーにからめとられてしまうはずだ。すでに述べたように、嗅覚は周囲のものを見つけるのに役立つ（第五章）。だが、繰り返していえば、においを知覚するにはある程度の時間がかかるため、ものの位置を知るよりも、ものが移動したあとをたどるのに適しているように思える。

先行研究によって、耳を塞がれたコウモリは飛行中に障害物を避けるのが苦手であることがわかっていた。そこで、ガランボスとグリフィンはコウモリの聴覚を検証することにした。その実験結果はすばらしいとはいいがたかった。耳を塞がれたコウモリは、まるで目が「見えない」かのように何本ものワイヤーにぶつかってしまったのだ。

　この発見は、耳を塞がれたコウモリは空間飛行に支障をきたすというかつての研究を再現したものだ。しかしガランボスとグリフィンは、コウモリの聴覚が飛行をどのように助けているのかを知りたいと思った。ふたりがこうした実験を行なっていた一九三〇年代、人びとは視覚に頼れない環境のなかを進むために、すでに数十年にわたって音を利用していた。二〇世紀の初め、造船技師のルイス・ニクソンは、極寒の北大西洋を航行する船長が氷山を見つけやすくするための装置を発明した。ニクソンのつくった装置は、音の単一パルスを船の周囲の大気中に放射する。装置のもうひとつの部分（受信部）は、発せられた音と同じ周波数で船に戻ってくるすべての反響音《エコー》に注意深く耳をすます。ニクソンの装置は音が戻ってきた方角と時間を三角法で測定することによって、水中の大きな物体のおおまかな位置と距離を知らせてくれる。こうして音波探知《ソナー》技術が誕生したのだ。この技術のおかげで、海面の上と下の両方の世界を探索する能力が革命的に向上した。

　では、コウモリは船や潜水艦と同じようにソナーを使っているのだろうか？　潜水艦のソナーもそうだが、周囲からのエコーを聴くには音を発する音源が必要だ。ガランボスとグリフィンはこの点を検証すべく、振り出しに戻ると、コウモリが音を発信する器官について最もありそうな推測をした。それは声帯ではないだろうか、と。ふたりはそ

郵便はがき

料金受取人払

新宿局承認

739

差出有効期間
平成30年6月
30日まで

1 6 0 - 8 7 9 2

8 6 4

東京都新宿区愛住町 22
第3山田ビル 4F

(株)太田出版
読者はがき係 行

お買い上げになった本のタイトル：

お名前　　性別　男・女　　年齢　　歳

ご住所　〒

お電話

e-mail

ご職業
1. 会社員　2. マスコミ関係者
3. 学生　4. 自営業
5. アルバイト　6. 公務員
7. 無職　8. その他（　　　）

記入していただいた個人情報は、アンケート収集ほか、太田出版からお客様宛ての情報発信に使わせていただきます。

太田出版からの情報を希望されない方は以下にチェックを入れてください。

□ 太田出版からの情報を希望しない。

本書をお買い求めの書店

本書をお買い求めになったきっかけ

本書をお読みになってのご意見・ご感想をご記入ください。

＊ご投稿いただいた感想は、宣伝・広告の目的で使用させていただくことがございます。あらかじめご了承ください。
＊太田出版公式HP（http://www.ohtabooks.com/）でもご意見を募集しております。

の確認のための追実験で、コウモリに目隠しや耳栓をする代わりに小さな猿ぐつわをかませた。この新たな実験の結果は、以前の耳栓実験の結果とほとんど区別がつかなかった。つまり、コウモリはまたしても目が「見えない」かのように、ふらふらとワイヤーに飛び込んでしまったのだ。

さて、誤解のないようにいうと、これらの実験によって示されたのは、コウモリの飛行のためには発声と聴覚の両方が必要だということだ。しかし、ガランボスとグリフィンはコウモリが音を利用して飛行していることを証明したわけではない。これらの実験の数年前、グリフィンはハーバード大学の物理学教授G・W・ピアースと共同で、コウモリが人間には聞こえない高周波の鳴き声を発していることを証明する論文を発表していた（Pierce and Griffin 1938）。コウモリがソナーのような技術を使っていることを示すには、ピアースが発明した新しい装置が頼りになる。高周波音を生み出し、記録できる装置だ。それ以前にも超音波をつくることはできたのだが、超音波を記録し、人間に聞こえるように調整するのは至難の業だった。

ガランボスとグリフィンは、この超音波を発する装置を使い、コウモリが反響定位を用いて障害物を回避していることを異論の余地なく証明しようとした。ふたりはコウモリが飛びまわっている部屋で高周波音を発生させてみた。すると、音がしているときには、コウモリはぶつからずに飛ぶ能力を完全に失ってしまった。目隠し、猿ぐつわ、耳栓などで妨害されていなくても、コウモリにワイヤーが見えているようには思えなかった[4]。

しかし、コウモリはコウモリにすぎない。もちろん、私たちが活動的な吸血鬼について語っているのであれば、この情報には価値がありそうに思える。人間とゾンビを扱った本でこの話題をもちだすのはなぜだろうか？

●脳の驚異的な適応能力●

そう、私たちは通常、反響定位を超人的な能力と考えるが（マンガに登場するスーパーヒーローのデアデビルを思い浮かべてほしい）、一部のまれなケースではふつうの人でも反響定位を有効に使えることがわかっている。たとえばベン・アンダーウッドという目の不自由な少年は、自分の舌打ちの音を利用して反響定位を行なうことで、とても上手に前進できるし、スケートボードにも乗れると報じられた。『ＣＢＳニュース』の二〇〇六年の報道によれば、アンダーウッドは三歳の誕生日の直前に癌のため視力を失った。六歳のとき、舌打ちをすれば、その音を利用して自分のいる部屋の様子がおおまかにわかることに気づいた。一四歳で『ＣＢＳニュース』のインタビューを受けたときには、ジョン・ブラックストーン記者とテーブルサッカーで対戦し、五対二のスコアで勝利を収めたのだ！

また別の目の不自由な青年は、音だけを頼りにテレビゲームができると報道されている。一〇歳で視力を失ったテリー・ガレットは、プレーしているテレビゲームの音を利用して局面を判断する。雑誌『ワイアード』のインタビューによれば、ガレットは「いろいろな音をつなぎ合わせると、ゲームのステージが心のなかで展開するのが見える」のだという。

では、どんな仕組みでこうしたことが起こるのだろうか？　どうすれば、ある場所を見ないで頭のなかにその地図を描くなどということができるのだろうか？　ひとつの仮説は次のようなものだ。目の不自由な人びとは、脳のなかで使われていない視覚野を別の用途に振り向けることによって、視覚以外の感覚から得られる情報を処理しているのではないだろうか。のちにいくつかの章でも述べるとおり、視覚入力の処理に使われる脳領域の割合はきわめて大きい。ほかのどの感覚よりも、視覚に割りあてられる灰白質のほうが多い。したがって、このシステム（つまり視覚）へのインプットが失われた場合、脳がこの巨大な演算能力を無駄にすまいとするのは当然のことだろう。

一九九〇年代に発表された一連の研究で、目の不自由な被験者が触覚を使って点字を読む際、実際には脳の視覚領域を使っていることが明らかにされた。たとえば一九九六年、アメリカ国立衛生研究所（ＮＩＨ）の定藤規弘《さだとうのりひろ》をリーダーとする研究者たちは、陽

[4] 余談ながら、ガランボスは魅力あふれる人物だったから、彼の研究人生についてほかの文献も読んでみるよう強くお勧めしたい（たとえば『The History of Neuroscience in Autobiography』の一章をなすガランボスの自伝）。ガランボスは自伝のなかで、真珠湾攻撃に対応すべく、一九四二年にみずから指揮をとったある調査プロジェクトについて語っている。ガランボスと聴覚研究者のハロウェル・「ハル」・デイヴィスは「どんな種類のどんな強さの音が、人間を傷つけたり聴力を奪ったりするかを解明する」ように委嘱された（191ページ）。〈次ページに続く〉

電子放出断層撮影（PET）という技術を使い、目の不自由な被験者が指で点字を読んでいるあいだ、脳のさまざまな部位への血流がどう変化するかを測定した。PETとは、ニューロンが激しく発火し、より多くの酸素と糖類が必要となったあとに生じる血流の変化を測定することによって、脳の活動を間接的に観察する方法だ。定藤らは、目の不自由な被験者が点字を読んでいるとき、一次視覚野への血流が増すことを発見した。視覚野におけるこうした活動は、目の不自由な被験者に点字以外の不規則な触感のパターンを与えた際には見られなかった。

もちろん、すでに述べたように、脳機能イメージング研究はその仕組みからしてそもそも相関性を示すものだ。定藤らは、目が不自由な被験者が点字を読むとき、脳の視覚野も同時に活動することを示したにすぎない。しかし、だからといって、目の不自由な人が文字を読むのに視覚野が必要だとはかぎらない。一年後、レナード・コーエン（彼もNIHに所属していた）率いる研究者チームは、一次視覚野そのものの働きを一時的に阻害することによって、一次視覚野と点字を読むことの因果関係を検証した。彼らはこの実験を進めるために、**経頭蓋磁気刺激法**（TMS）と呼ばれる（安全な）脳刺激の方法を利用した。TMSとは、急速に変化する磁界を用いて脳の活動を阻害するという手法だ。あなたが一本の釘の上で磁石をすばやく往復させた経験があれば、釘に電流が生じたことに気づいたはずだ（もちろん、それを知るには電圧計を使って電流を測る必要がある）。

「1942年の夏、ハルと私は、水中爆発が聴覚に危険をおよぼすかどうかを調べるため、マサチューセッツ州にあるウッズホール海洋研究所へ派遣された。実験では、数名の物理学者が研究所の港で爆弾を破裂させると、私たちは海に飛び込み、水中に頭をしずめることになっていた。私たちは美しい夏の何日かを、研究所の桟橋から代わる代わる海に飛び込んで過ごした。研究計画では爆発前後の聴力図を比較するよう求められていたので、50フィート程度の距離で信管を爆発させることからはじめた。〈次ページに続く〉

TMSの仕組みも基本的にこれと同じである。磁界を用いて脳の狭い領域を繰り返し刺激することによって、その下にあるニューロンをしばらくのあいだ本質的に麻痺させる。すると、研究者は大脳皮質のその小塊が休止しているあいだに行動がどうなるかを観察できるというわけだ。このTMSの手法を利用して、コーエンらは次の事実を発見した。一次視覚野を刺激したあとに触覚の感度は低下するものの、それは目の不自由な被験者の場合に限られる——正常な視覚をもつ対照群ではそうした影響は見られなかった。こうしてコーエンのチームは、目の見えない人の脳の視覚野と触覚野のあいだに因果関係があることを示したのである。

要するに、目の不自由な人の点字読解に関するこうした研究は、人間の脳の驚異的な適応能力、すなわち**可塑性**を示す好例だ。通常はひとつのプロセス（たとえば視覚）にかかわる脳領域が、本来の機能のためにもはや利用されなくなると、より重要な別のプロセス（たとえば触覚）に転用されることになる。

これまでにあげたすべての例が、目の不自由な人の触覚が視覚野に割りあてられることを示している。では、音もまた視覚野に割りあてられるという証拠はあるだろうか？あるとすれば、こうした割りあてのおかげで、人間がまさにコウモリのように反響定位を利用できるという証拠はあるだろうか？

それに対する短く驚くべき答えは、「イエス」だ！

飛び散る破片でケガをするのではと心配になるほど至近距離で爆発させたあとでも、聴力の低下は見られなかったので、私たちは点火係からまもなく爆発するという合図が出ると同時に飛び込むようになった。彼らはソナーで得られた圧力データを提供してくれた。私は体を圧迫する衝撃波をきわめて鮮明に覚えているが、聴力の低下は私にもハルにも記録されなかった。」

目の不自由な人のうち、実際に反響定位を使える人の割合はわずかであることがわかっている。先ほど紹介したアンダーウッド氏のように「反響定位を操る人《エコーロケーター》」は口から舌打ち音を発し、その反響を聴くことができる。その聞こえ方に注意を払うことで、こうした人びとは周辺環境のなかでどこにものがあるかを認識できる。実際、彼らはこうした技術に熟達しているため、その能力を利用して、部屋のなかはもちろん外に出て通りを歩きまわることさえできるのだ。あなたがゾンビ・アポカリプスの世界で視力を失うようなことがあれば、これはとても便利な能力になることだろう。

数年前、神経科学者のメルヴィン・グッデールをリーダーとする研究者グループが、目の不自由なふたりのエコーロケーターが環境内の物体の位置をどれくらい正確に認識できるかを調べようと、いくつかの実験を行なった（Thaler et al. 2011 を参照）。この実験は単純ながらよく考えられたものだった。グッデールらは、ほかには何もない防音室に立方体や建設作業員のヘルメットなどをひとつだけ置いた。各被験者は、部屋のなかに立ってその物体が自分の右側にあるか左側にあるかをいうよう指示された。物体は少しだけ左側あるいは右側に寄っている場合もあれば、極端にどちらかにずれている場合もあった。

物体の離心率（左右にどの程度ずれているか）を変えることによって、研究者たちはふたりのエコーロケーターによる位置認識の精度と感度をともに評価できた。エコーロケーターが当てずっぽうに推測しているだけだとすれば、正答率は五〇パーセントにすぎないだろう。しかし、被験者が本当に音を利用して物体の位置を認識できるとすれば、物体が左右どちらかに大きくずれて置かれている場合には正当率はほぼ一〇〇パーセントになるはずだし、ほぼ正面に置かれている場合には五〇パーセントにしかならないはずだ。

このふたりの被験者は、舌打ち音を利用して物体の位置を認識するのがべらぼうにうまいことがわかった。実際、ふたりは静止している物体の位置をうまく認識するだけでなく、物体が動いていてもその動きの方向を探知できたのだ。被験者が舌打ちしている最中に物体を動かしても、彼らは物体が左右どちらの方向に動いているかを認識できた。したがって、コウモリ（あるいはデアデビル）とまったく同じように、彼らは人間でありながら、音を利用して環境中の物体を認識できるようになっていたのだ。とはいえ、被験者の行動に関してこうした事実がわかったからといって、彼らが反響定位を行なうために脳の用途を割りあてなおしているとは必ずしもいいきれない。

ふたりの被験者が実際に脳の用途を割りあてなおしているかどうかを検証するため、グッデール、同僚のロア・セイラー、スティーヴン・アーノットは、実験をもう一歩先に進めた。被験者が課題をこなしているとき、両耳に小型マイクロフォンをはめてもらい、彼らが聴いている音を録音したのだ。そして、被験者が反響定位を実行しているとき脳で何が起こっているかを調べるため、録音した音を被験者に聴かせながら、fMRIを使って神経作用の増大に伴う血中酸素濃度の変化を測定した。すると、被験者が舌打ち音と物体にぶつかって戻ってくる反響音に耳をすませているあいだ、彼らの脳の視覚野がその音に反応するのが見られた。

彼らの視覚野が音に反応するというだけでなく、視覚野の反応の仕方は空間中の物体の「視覚化」、つまり心の目で見るという事態と合致するものだった。要するに、右の視覚野は、空間の右側にある物体よりも左側にある物体からの反響音の録音が聞こえているときに敏感に反応するし、逆もまたしかりということだ。これと同じ視覚野の反応パターンが、目の見える人びとにもはっきりと見られる。

だが、ここが重要なところだ。脳の視覚野における音への反応は、反響定位の能力をもたない人には見られなかったのである。

こうした発見が教えてくれるのは、エコーロケーターは音を利用して環境中を動きまわるという特殊能力を訓練によって身につけたということだ。あなたや私がMRIスキャナーに入り、反響定位のための舌打ち音と反響音を聴いても、視覚野がそれらの音に大きく反応することはなさそうだ。だが、次の点は指摘しておく必要がある。この実験の被験者はふたりとも生まれつき目が見えなかったわけではない。ひとりは生後一三カ月で、もうひとりはティーンエイジャーのときに視力を失った。つまり、聴覚感度があまり高くない人間でも、反響定位を操る能力を獲得できるということだ。コウモリが生まれつき反響定位を使えるのとは異なり、何年もの訓練が必要だとしても、その空飛ぶ哺乳類仲間（あるいは、またしてもデアデビル！）と同じようになれるのだ。

では、かすかな反響音を利用して環境中の物体を「見る」ことができる人間がいるとして、人間の聴覚の感度はそもそもどの程度なのだろうか？　この疑問に答えるため、再びガランボス博士の研究に戻ることにしよう。コウモリによる反響定位の技法を特徴づけることと並行して、ガランボスは簡便で、生理学に基づいた、ごまかしのきかない聴力テストを開発した。ガランボスがこのテストを開発したのは、兵士の聴力を正確に調べるためアメリカ軍と契約していたときのことだった。このテストは**脳波記録**（EEG）を使い、情報を一次聴覚野まで中継する脳幹のあらゆる部位におけるニューロンの電気的活動を検出するものだ。EEGは脳撮像の簡便なツールで、頭皮にとりつけた一組の電極を通じて、ニューロンが発火する際に生じるわずかな電気的活動をとらえようとする。

ガランボスが開発したこのテスト（聴性脳幹誘発電位検査：BAEPとして知られている）は、頭頂にとりつけたEEG記録電極を用いて、きわめて迅速かつ手軽に実施できる。そのため、一九八〇年代以降アメリカのほとんどの病院で、新生児の聴覚系の健康状態を診断するためにこのテストが活用されてきた。毎日数千回も実施されており、ここ三〇年くらいのあいだに生まれた人なら、この方法を用いて聴覚をテストするため、赤ん坊のときに医師によって脳波が記録されている可能性がある。

●人間の知覚はかなり優秀●

よろしい、ではこのテストが聴力について教えてくれることは何だろうか？　そう、このテストは次のことを証明している。私たちは、自分で思っているよりはるかにうまく音を処理するようにできているのだ。実際、私たちは通常、自分のほとんどの感覚をとくに優れているとは思っていない。タカのような視覚も、コウモリのような聴覚も、イヌのような嗅覚ももってはいない。少なくとも、そうみなしがちだ。

ところが、人間の知覚はかなり優秀であることがわかっている。たとえば、目に入ってくるたったふたつの光子を探知できるのだ。たったふたつ！　1＋1＝2の2である。光子は（当然ながら）光速で進み、実は質量もない。要するに私たちの目は、理想的な条件下であれば、健康な人なら三〇マイル（約四八キロメートル）先にあるロウソクの炎が見えるほど感度が高いのだ。別の見方をすれば、タイムズ・スクエアにある一本のロウソクをコネティカット州スタンフォードから見ることができるようなものだ。あるいは、カリフォルニア州のナパヴァレーからキャンドルスティック・パーク球場にともした一本のロウソクを見るようなものだ。それはイングランドから英仏海峡を越えてフランスに至るまでの距離の一・五倍である。垂直にすれば海面から成層圏の上端までの距離であり、エベレストを五つ重ねた高さにほぼ相当する。

同じように、私たちの聴く力も実に優れている。あるいは、少なくとも私たちの「聞く力」はとても優れている。研究によれば、私たちの聴力閾値の限界は、実は空気分子のブラウン運動に非常に近いことがわかっている。

「おいおい、ちょっと待てよ！」と叫んだ人がいるかもしれない。「「ブラウン運動」だって？　神経科学の本でいまさら物理学の用語をもちだすなんて、頭は大丈夫か？　いったいどういうことだ？」。そう、細部にこだわらずにいえば、原子のランダムな動きがだいたい聞きとれるということだ。ふたつの光子を見るように単一の原子を聞くことはできないが、集団で動く原子が鼓膜に衝突する音は何とか聞くことができる。

これについてちょっと考えてみよう。ひとつの電球は毎秒一〇の一八乗というオーダーで光子を放出するはずだし、鼓膜の周囲の空気中には一〇の二一乗（つまり光子の数の一〇〇〇倍）くらいの原子があって、時速一〇〇〇マイル（約一六〇九キロメートル）程度で動いている。こうした情報がすべて、途切れることなく私たちの感覚に入ってくるのだ。

私たちが、外界から押し寄せる大量の感覚情報に絶えず圧倒されることがないのはなぜだろうか？　ひとつには、私たちの感覚があっというまに順応するからだ。つまり、目や鼓膜をはじめとする感覚器官がみずからを調節し、大量の情報が脳に到達する前にそれを濾過して取り除いてしまうのだ。もうひとつの要因は精神の集中力で、これについては第七章と第一〇章でさらに詳しく述べる。精神を集中させるには、なんらかの認知機能、つまりゾンビの脳では損なわれていると考えられるいっそう高度な情報処理が必要になる。感覚器官そのものの調節能力と精神集中による情報濾過能力を合わせて、私たちは津波のように押し寄せてくる情報のごく一部だけを最終的に知覚するのだ。

さて、こうした情報濾過の大半は、脳のさらに高度な情報処理によって実現される。私たちは本書全体を通じて、ゾンビの脳ではこれらの領域の多くが損傷していると主張している。つまり、ゾンビであっても聞くことには何の問題もないかもしれないが、騒々しい環境で意識を集中することはおそらく容易ではない。これがありがたいのは、私たち人間は必要とあらば（自分ではどれほど注意力散漫だと思っていようと）きわめて驚くべき集中力を発揮できるからだ。ゾンビ・アポカリプスの世界で生き延びるには、それが大いに役立つかもしれない。

「聞こえる」と「聴く」の違い

さて、ここまでは聴覚について長々と説明してきた。しかし、この章のテーマは言葉だ。では、私たちが言葉を聞くと、次には何が起こるだろうか？

この問いに答えるために、映画『バタリアン』でおなじみの友人タールマンにもう一度お出まし願おう。タールマンは隠れていた暗い地下室からあなたに向かって突進してくる。あなたはいまや追いつめられているが、タールマンの腐りかけた声帯から発せられるのは、「Brraaainsss!（脳ミソくれ〜）」というしゃがれ声の一言だけだ。

タールマンの肺から吐き出される空気の力と声帯の振動は、空気中の数兆という原子をかき乱し、圧力波を生じさせる。この圧力波がやがてあなたの鼓膜に捕捉される。あなたはいまや次のことを知っている。自分の耳がこれら無数の原子の周期的な振動を刻々と処理し、神経インパルスに変換すると、そのインパルスが脳幹を通って上昇し、最終的に一次聴覚野に達するのだと。だが、この歩きまわる腐りかけた死体が、あなたのおいしい灰白質を食べたがっていることはどうしてわかるのだろうか？

耳からの神経インパルスを通じてタールマンの要求が伝えられると、新皮質では何が起こるかを探ってみよう。あなたの一次聴覚野は、さまざまな周波数帯として鼓膜に「聞こえる」原子の変化量を描写することによって、身の回りの聴覚世界を描写している。

　周波数帯とは何だろうか？　耳障りな火災警報音や驚いたブタの悲鳴のような、キーッという高音について考えてみよう。こうした音は、高周波と呼ばれる状態で生じる。音の圧力波が一秒ごとに多くのピークをもつということだ。警報音やブタの悲鳴は、たとえば車高を下げた改造車《ローライダー》がまき散らす低音を強調した音楽や、遠方から聞こえる爆発音とはまるで違う。そうした音楽や爆発音はずっと低い音であり、低周波の状態で生じる。つまり、その音の圧力波は一秒ごとのピークが少ないということだ。

　聴覚野の内部には、耳に聞こえる音のさまざまな周波数に応じて感受性の異なるさまざまなニューロンがある。さえずりや鳴き声といった高周波音を「好み」（反応し）、それが聞こえるときに激しく発火するニューロンもあれば、低音重視の音楽や爆発音といった低周波音を「好む」ニューロンもある。ここで重要なのは、同じような周波数の音に反応するニューロンは、一次聴覚野のなかで隣り合っているケースが多いことだ。すでに触れたように、一次聴覚野の位置は側頭葉の上部に沿っており、たいていは前からうしろへ伸びている。低周波音に反応するニューロンは聴覚野の前部に見られ、高周波音に反応するニューロンは後方に見られる。

◉ヴェルニッケ野◉

一次聴覚野から上流のいくつかの領域、つまり聴覚野ニューロンの発火に耳を傾けている領域は、一次聴覚野の全体的な活動をとりまとめ、耳から聞こえる世界の再構成をスタートさせる。そうした領域のひとつは一次聴覚野にぴたりと寄り添い、側頭葉と頭頂葉の一部を覆ったり囲んだりしている。この領域は具体的には側頭葉と頭頂葉の接合部に位置し、（ほとんどの人で）脳の左半球の**上側頭回**の一部を形成している。おそらく、その古典的な名称である**ヴェルニッケ野**として最もよく知られているはずだ。この領域は言語を理解するプロセスの第一段階である。

ヴェルニッケ野という名称は、神経科医のカール・ヴェルニッケにちなんだものだ。ヴェルニッケは、側頭葉と頭頂葉の接合部を損傷した人に見られる特有の言語障害を初めて記述した人物である。失語症学者であり、言葉を理解したり話したりする能力の低下を専門に研究していた。**失語症**（**aphasia**）という言葉は「しゃべれない」という意味のギリシャ語「aphatos」に由来し、言語にまつわる障害のことだ。ヴェルニッケは数々の称賛を浴びたが、そのひとつが最初の理論神経科学者のひとりというものだった。脳内における言語処理の仕組みについて明瞭で簡潔なモデルを提示したためである。もちろん、神経科学におけるあらゆる理論モデルがそうであるように、彼のモデルも最終的には誤りであることが証明された――しかも、誰あろうヴェルニッケ自身によって。

ヴェルニッケは、側頭葉と頭頂葉の接合部に近い領域――左耳のうしろの上方――の損傷に起因する感覚性失語症という独特の障害について記述した。彼は次の点に気づいた。この領域に損傷がある患者は言葉をうまく理解できないのに、支離滅裂ながら言葉を発するのは簡単らしいのだ。こうした人たちは依然として話せるが、その言葉はあまり意味をなさなかった。現在、この疾病は流暢性失語として知られているが、ときには**ヴェルニッケ失語症**という昔ながらの名称で呼ばれることもある。

さて、ヴェルニッケ野は一次聴覚野に隣接していることを思い出してほしい。この配置は偶然ではない。実際、脳内にはまったくの偶然で配置されているものは何もないように思える。第一章で述べたように、脳の後部は視覚情報を専門に処理している。後頭葉全体に加え、頭頂葉と側頭葉のうしろ側の半分は、視覚情報の処理に充てられている。ヴェルニッケ野の位置をあらためて考えてみると、その神経細胞が言語理解に携わるようになった理由が容易にわかる。ヴェルニッケ野は、話し言葉と書き言葉の理解に必要な聴覚および視覚情報を受けとるにはまたとない位置にあるのだ。

実のところ、流暢性失語（受容失語ともいう）の患者は話し言葉も書き言葉もうまく理解できない。ヨハン・フォイトという患者の古典的な事例を考えてみよう。フォイトはドイツの醸造業者で、一八八三年一一月一四日に階段から転げ落ち、左側頭部に重傷を負った。地元の病院に担ぎ込まれたフォイトは、担当医が何をいっているのか理解できないらしく、問いかけにまったく答えられなかった。物音やざわめきに対するフォイトの反応から、担当医は聴覚には問題ないと判断した。したがって、口頭での指示に反応できないのは、階段からの転落によって、言葉を認識する能力だけがなんらかのダメージを負ったことを示していると考えられた。

フォイトの回復につれ、言語能力はいくらか戻ってきたものの、すべてが戻ることはなかった。とくに、言葉の意味を理解する能力を失ってしまったようだった。示された物の名前をいうことはできたが、その用途は思い出せなかった。たとえば、櫛を渡されるとそれが何であるかは答えられたが、それで何をすればいいのかはわからなかった。でたらめに並べた単語（たとえば“cat a black chair jumped the onto”）を見せられたときに、それを完全な文章（“A black cat jumped onto the chair.”）に並べ替えることはできなかった。木の葉の色を聞かれても、部屋から出て窓に歩み寄り、木の葉を実際に見なければ「グリーン」という言葉が出てこなかった[5]。よって、フォイトが完全な話し方をできるときでさえ、言葉の理解はひどくいい加減なものだった。

ヴェルニッケの初期の患者のケースと同じく、フォイト氏の症状からひとつの重要な事実が明らかになった。つまり、言葉の意味を理解することは、言葉を発することとその

[5] そう、フォイトはドイツ人なので実際の発音は「グリューン」だ。

ものとは無関係なのだ。言葉を理解するプロセスは、聴覚野のうしろ、視覚野の前にある一連のニューロンによって制御されている。だから、タールマンが脳ミソを求めてうめく声が聞こえると、ヴェルニッケ野にあるこれらのニューロンが聴覚野の活動を解釈し、タールマンの意図を教えてくれるおかげで、手遅れになる前に逃げ出すことができるのである。

患者「畜生!」

さて、ゾンビは最良の聴き手でないという現実に向き合おう。「やめて!」とか「ジョニー、私のこと覚えているでしょう? あなたの妹よ!」などといくら叫ぼうと、ゾンビは気にかけない。話を聞かないだけでなく、自分で話すのも苦手らしい。映画『バタリアン』に出てくる「Send more cops.(よこせ。もっと。おまわり)」という要求は、ゾンビの台詞としてはシェイクスピアなみに有名だが、彼らがこうした能力をもっていることは少ない。ゾンビがこの種の発言をすることはめったにないばかりか、まさにこのゾンビの要求の仕方(あるいは、あのタールマンの「Brraaainsss!(脳ミソくれ〜)」という要求の仕方)には注目すべき点がある。

文章の断片だけを発するこうした話し方は、**テレグラフィア**として知られるタイプの行動を思い起こさせる。この症候群の名称は電報の概念に由来している。一九世紀から二〇世紀の初めにかけて、電話が普及する以前、長距離コミュニケーションは電報という手段で行なわれていた。通信内容は、ピッ（あるいはビー）という長短の音の連なりとして何マイルもの電線を通じて送られていた。暗号は一文字ずつ印字され、送信者は文字数によって課金されたので、時間も費用もかなりかかる通信形式だった。余計な費用を抑えようと、送信者は冗長で飾り立てた言葉を使うのを避け、要点だけをずばりと伝えようとした。

テレグラフィアも同じだ。言葉を発するのが困難になってくると、人びとは文章の要点だけを口にし、冠詞、形容詞、副詞などは省いてしまう。神経学的にいうと、テレグラフィアは表現性失語、古典的な言い方では**ブローカ失語症**として知られる特殊な神経障害だ。

ブローカ失語症がヴェルニッケ失語症と違うのは明らかだが、両者は密接に関連している。神経学的に健全な（生ける屍でない）人間の場合、言葉を話すには言葉の理解と発話という双方向の活動が必要だ。私たちはすでに聴覚の信じがたい複雑さについて述べてきたし、第三章では運動の背後にある神経計算モデルにまつわるとてつもない難しさについて学んだ。言葉を発することは、とりわけ難しい運動形式だと考えられる。話をするには、脳が、唇、顔、喉、舌に含まれる膨大な数の小さな筋肉を精妙に連携させ、迅速かつ的確に運動させる必要がある。

こうした運動を調整する脳領域は、こめかみのすぐうしろ、前頭葉の一部に位置しており、フランスの神経学者ポール・ピエール・ブローカにちなんだ名前がつけられている。ブローカがその栄誉に浴しているのは、この小さな神経領域の働きを説明する画期的研究のおかげだ。一八六一年、ブローカはルボルニュという患者に出会った。ルボルニュは意味のない「タン」という声を発する以外、いかなる言葉もはっきりとは発音できなかった[6]。したがって、彼の症状について書かれた最初の医学論文では、「患者タン」とされているだけだ。「タン」の死後、ブローカはいまでは自分の名が冠されている脳領域に病変があることに気づいた。

大脳新皮質におけるブローカ野の位置はきわめて重要だ。ブローカ野は、顔、口、舌の筋肉をコントロールする運動野のすぐ近くにある（第三章参照）。おわかりのように、それらの筋肉は話をするために欠かせないものだ。この領域は、話すために必要な口の運動を助ける高度に特殊化した運動計画領域だと考えられている。

おそらく、言葉を発するには言葉を理解することが欠かせないため、ブローカ野とヴェルニッケ野は**弓状束**という神経線維の密な束でつながっているのだろう。このシステムはアナロジーで考えることができる。ふたつの都市があって、それぞれが自動車製造に使うきわめて特殊な部品をつくっているとしよう。自動車を完成させるには、ふたつの都市は別々の部品をたがいに（またほかの都市に）出荷しなければならないが、完成車は最終的にすべてひとつの都市の近辺から出荷される。このケースでは、ブローカ野とヴェルニッケ野は協働して自動車の代わりに言葉を組み立て、すべての言葉は最終的にブローカ野から声帯と口を通じて外界へ発せられる。弓状束はこれらふたつの「都市」をつなぐ高速道路なのだ。

言葉の輸出市場が損なわれる場合が三つある。製造に支障をきたす場合（流暢性失語、つまりヴェルニッケ失語症）、出荷に支障をきたす場合（表現性失語、つまりブローカ失語症）、それに製造と出荷を結ぶ輸送に支障をきたす場合だ。三つ目の形の障害は**伝導失語**として知られており、高速道路そのもの（つまり弓状束）が損傷を受けているか、ブローカ野またはヴェルニッケ野のいずれかへの進入車線が閉じている場合に生じる。伝導失語症の患者は言葉を実際にきちんと理解し、かなり流暢にしゃべりさえするが、話しかけられた言葉を繰り返すようにいわれると問題が生じる。患者は言葉の音を省いたり、無意味な言葉をいったり、言葉の一部を文法に合わないやり方で再構成したりする。たとえば「The zombies are coming（ゾンビがやってくる）」という言葉を反復するようにいわれると、伝導失語症の患者は「The zombies are moncing」とか「The mozbies are coming」などということがある。こんなおかしな言い方になってしまうのは、言葉を

[6] 歴史的事実についての注：実際にはタンはほかにもさまざまなことがいえた。しかし、それらはすべて下品なののしり言葉だった。フランス神経学会は、タンを「患者「畜生！」」と名づけるというアイデアには難色を示したわけだ。

反復するには、ブローカ野とヴェルニッケ野のあいだで連続したやりとりが必要なためだと考えられている。このやりとりができないと、情報は適切なタイミングで処理されず、言葉の構成要素がごちゃまぜになってしまうのだ。

さて、この言語回路の興味深い特徴の最後は、右利きの女性の約九五パーセント、右利きの男性の約九九パーセントで、脳の左半球が言語機能を担うということだ。左利きの人の多くでも言語機能はおもに脳の左半球が担っており、左利きで右半球が言語機能を担う人は三三パーセント程度にすぎない。したがって私たちは、左半球が言語優位にあるという。つまり、言語機能の大半が脳の左半球にある領域によって制御されているという意味だ。実のところ、言語は脳の片側に優位性があることが最もはっきりしている機能のひとつである。だが、ブローカ野に損傷を受け、のちに話す能力をある程度回復した人は、無傷の右脳の活用によってそうしていることが研究からわかっている。目の不自由な人が視覚野を転用して点字を読むのとよく似た状態だ。

通常、言語能力が脳のどちら側にあるかは大した問題ではない。だが、脳腫瘍の切除手術が必要だとすれば、一転してきわめて重要な問題になる。外科医は、脳腫瘍の切除に際して健全なブローカ野を切り取ってしまうリスクを最小限に抑えようとする。よって、脳の言語優位半球が右か左かを知る必要がある。それを確実に知るために行なわれるのが、**和田テスト**だ。この名称は神経学者のジュン・アツシ・ワダ（和田淳）にちな

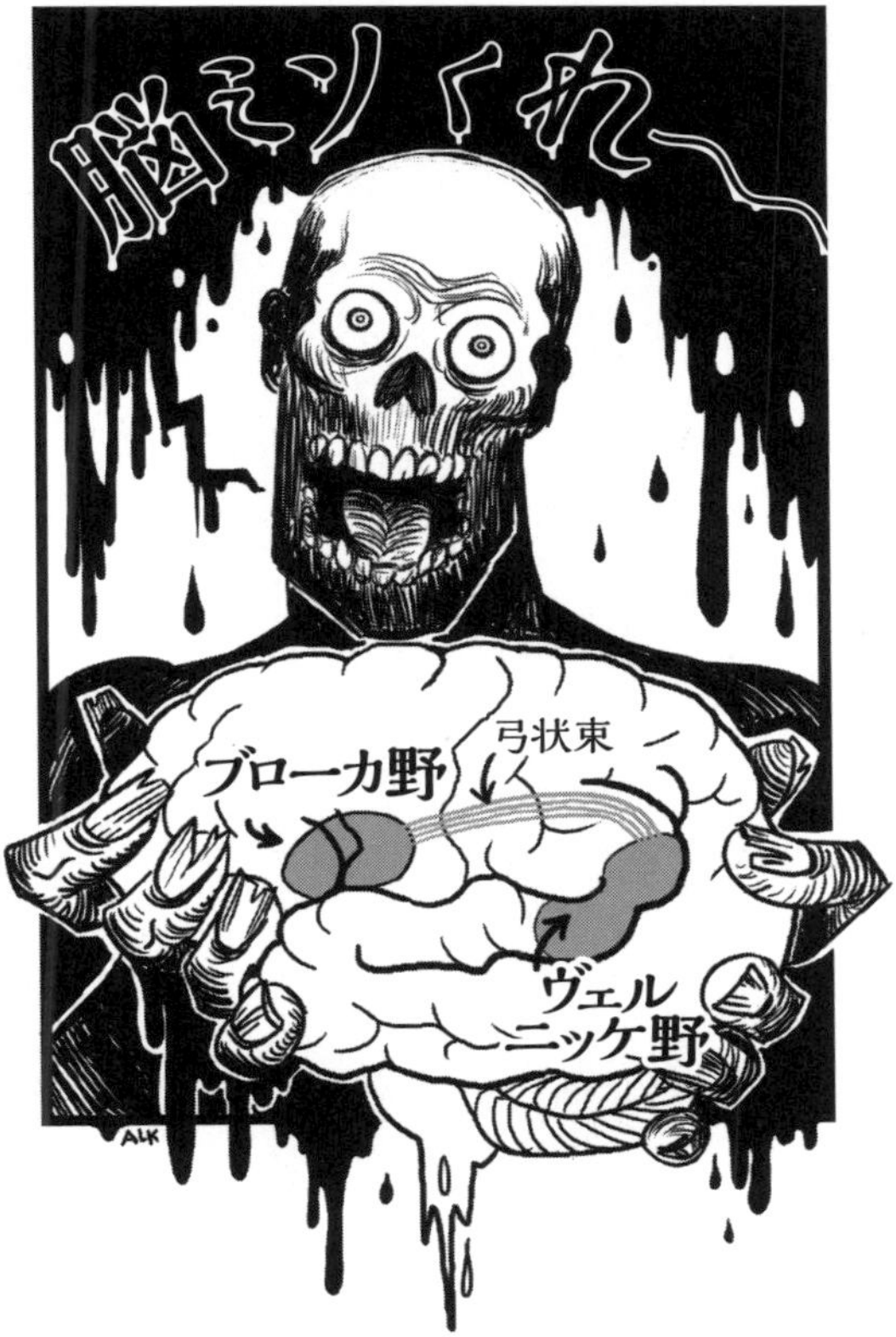

図6.1　ほかのさまざまな行動と同じく、言葉を話すには脳領域のネットワークが適切に協調する必要がある。言語活動の主役は前頭葉のブローカ野と側頭葉のヴェルニッケ野だ。これらふたつの領域は弓状束と呼ばれる軸索の太い束でつながれている。ほとんどの場合、ブローカ野とヴェルニッケ野の言語機能は脳の右半球ではなく左半球に見られる。

んだもので、テスト結果はかなり明確だといっておこう。

和田テスト（Wada 1949）は、脳に対してアルコールと同じ効果をもつバルビツール酸系催眠薬を首の頸動脈に注射し、脳の片側を実質的に眠らせるというものだ。頸動脈は酸素を豊富に含んだ血液を心臓から脳の片側に――左頸動脈は左半球に、右頸動脈は右半球に――運んでいる。言語優位半球が左側の場合、左頸動脈にバルビツール酸系催眠薬を注射すれば、患者はしばらく気分が悪くなり、言葉を使うのになんらかの支障が出る。だが、右頸動脈に注射しても、患者は多少は気分がすぐれないかもしれないが、言葉は問題なく使える。まるで、頭の左側は酔っぱらってしまうが、右側はしらふのままとでもいったところだ。

すでに述べたように、結果はかなり明確である。

◉ゾンビの言語能力◉

生ける屍を和田テストにかける必要があるかどうかはきわめて疑わしいため省略し、ゾンビの脳はどこが違うのかを検討してみることにしよう。

本章の冒頭で述べたように、ゾンビの言語能力がとくに優れたものでないことは、かなりはっきりしている。映画『バタリアン』に出てくるタールマンや同僚の警官のようにしゃべるゾンビでさえ、詩を正確に暗唱したり、闘っている人間と和平協定を結んだりすることはない[7]。そこで、言語回路を見直し、ゾンビの行動について何がわかるかを考えてみよう。

第一に、ゾンビに聞く力があるのは明らかだ。実際、あらゆる言語能力に障害があるにもかかわらず、ゾンビは音を使って相互にコミュニケーションをとる。マックス・ブルックスの小説『World War Z』（二〇〇六年）では、ゾンビのうめき声が、徘徊する大量の生ける屍に群れをなすよう促す合図に使われていた。ひとりのゾンビがたったひと声あげるだけで、何マイルも離れた場所から仲間を呼び集めることができた。『World War Z』に登場するクリスティーナ・エリオポリスの話を聞いてみよう。

彼ら［ゾンビ］は外へ出られなかったから、開いた窓越しに伸びてくる腕につかまれないかぎり、道を歩きながら何台の「捨てられた」自動車のそばを通り過ぎようと、どうということはなかった。メッツのおかげで思い出したのは、車に閉じ込められたG［ゾンビ］はまだうめくことができるので、ほかの仲間を呼び寄せられるということだった。

あるいは同じく『World War Z』の登場人物で、ニューメキシコ州ホープの闘いで、

[7] だが率直にいって、文字どおり生きる目的をもたない相手と和平協定を結ぼうという気になるだろうか?

切れ目なくつづくゾンビの大群と対峙したトッド・ワイニオに経験を語ってもらおう。

ひとりのGがおまえさんを見つけ、あとからついてきて、うめき声をあげる。少し離れた場所にいる別のGがそれを聞きつけ、あとを追ってきて、やっぱりうめき声をあげる。そして、さらに少し離れたところにいる別のGが、それからまた別のGが、という具合さ。これではたまらない。あたりにゾンビがうようよいて、うめき声の連鎖が途切れなければ、やつらがどれほど遠くから集まってくるかわかったものではない。

こうして、人間の言葉とは違うものの、ゾンビのうめき声自体がコミュニケーションの簡潔な手段として機能している。この例に見られるように、歩く屍の恐ろしいうめき声は、視線の向きや指さしといった言葉によらない手がかりとともに、生ける屍の集団に見られる群知能の重要な特徴である。

ゾンビがうめき声を利用していることを考えると、正常な人間より優れてはいないにしても、おそらく同程度の感度で、耳のなかで音を処理していることは間違いない。だが、十分な証拠からわかるのは、すでに述べた情報濾過のメカニズム（耳に聞こえている音の総量をコントロールする）が、生ける屍の脳ではうまく機能していないということだ。多くの場合、たとえば映画『ワールド・ウォーZ』に見られるように、とりわけ大きい音や高い音はゾンビを逆上させる。まるで、耳が痛くてたまらず、何が何でもその音を止めなければといった様子に見える。要するに、ゾンビは依然として完璧に聞くことができるのだが、騒がしい環境では精神を集中するのが難しいということなのだろう。すでに述べたように、これは好ましい状況だ。というのも、私たち人間は必要とあらば驚くべき集中力を発揮できるし、そのおかげで敵であるゾンビに対して優位に立てるからだ。

いずれにせよ、音はどうやらゾンビの脳に届いているらしい。しかし、その音に人間の言葉が含まれているとき、生ける屍がそれを理解しているという証拠はあるだろうか？　必ずしもあるとはいえない。

ゾンビが応答する力をもたないことはほぼ確実だ。私たちが見つけられる最良の例は、二〇〇六年の映画『ゾンビーノ』でゾンビのファイドーが覚える「座れ」「動くな」「人間を食べるな！」といった基本的な命令である。これらの命令の背後にあるのは、言葉の理解というよりも、むしろ動物の調教に見られる昔ながらの単純な条件付けに近いものだ。また、ゾンビは標識にしたがう様子がないから、書かれた言葉を読めるようにも見えない。

さらに、ゾンビに見られる最も高度な発言でさえ、テレグラフィアのような話し方になる。つまり「死ね」（映画『ウォーム・ボディーズ』）、「Send more cops.（よこせ。もっと。おまわり）」「Brraainsss!（脳ミソくれ〜）」（映画『バタリアン』）などのように、大事な内容だけをごく短く発話するのだ。

以上のような事態をすべて考慮すると、ゾンビの脳についてどんな推測ができるだろうか？　そう、ゾンビの脳では前頭葉の言語生産領域および側頭・頭頂葉の言語理解領域がともに損傷を受けているように思える。これらの領域は弓状束を介して相互にコミュニケーションをとっているから、この完結した「弓状回路」がうまく機能していないといってもいい。

前頭部（ブローカ野）の異常は表現性失語（ブローカ失語症）につながり、頭頂部（ヴェルニッケ野）の障害は流暢性失語（ヴェルニッケ失語症）につながる。したがって、ゾンビの脳では、言語とコミュニケーションにかかわるあらゆるスキルがひどく破壊されていることになる。しかし、聞く力はほぼ無傷のまま残っている。

あいにくながら、つまりはこういうことになる。ゾンビは私たちに話しかけたり、私たちのいっていることを理解したりはできないが、私たちの発する音を聞き、その音を頼りに私たちを追いかけることはできるのだ。和平協定を結ぼうとどれだけ交渉しても、ゾンビ・アポカリプスの世界に終止符を打つことにはならないのである。

第七章

死者たちの「注意の解放障害」

注意を払うとはどういうことかは誰でも知っている。同時に可能となるいくつかの対象や一連の思考のなかから、明確かつ鮮明な形で、精神によってひとつを保有することだ。意識の局所化、すなわち意識の集中がその本質である。それは、ある事柄に効率的に対応するため、ほかのいくつかの事柄から離脱することを含意しており、フランス語でdistraction、ドイツ語でZerstreutheitと呼ばれる、混乱し、放心し、注意散漫になった状態の対極にあるものだ。
ウィリアム・ジェームズ　『心理学原理』

餌食になりそうな人間に迫っているゾンビの群れが、自動車のクラクション、花火の音、銃声などに動転して我を忘れ、新たなターゲットへ向かって進路を変える——こんな場面を何度見たことがあるだろうか？　まるで、生ける屍は空虚な生のすべてを、注意を引くひとつの刺激から次の刺激へと進んでいくことに費やしているかのようだ。生ける屍は意識を向ける対象を絞りきれない注意散漫な生き物だ。彼らはそういうふうに行動する。

だが、もしもあなたが人間なら、これは必ずしも悪いことではない。

映画『ランド・オブ・ザ・デッド』（二〇〇五年）では、生き残った人びとが、生ける屍の注意散漫な性質を都合よく利用している。食料や生活用品を探しに、ピッツバーグの街の外のゾンビに占領された地域へ出かける直前、人間の奇襲部隊は花火を打ち上げる。音がとどろき、光が輝くたびに、ぶらぶら歩いていた生ける屍はすぐさま空を見上げ、大空を彩る花火に魅了される。実際、とりわけ知的なビッグ・ダディという名のゾンビを除いて、歩いているゾンビはすぐそばを行く人間に注意を払おうとしない。まるで彼らの注意は花火に固定され、餌食となる人間に向けることができないかのようだ。

とはいえ、人の気を散らす――科学では「きわめて顕著な」と呼ばれる――刺激に対するこうした病的執着は、人間にとってつねに有利に働くとはかぎらない。

映画『ワールド・ウォーZ』では、いらだちを誘う特定の高さの音のせいで、群れをなしたゾンビが狂乱状態に陥る。さらに、その音の出所を追跡し、何が何でも捜し当てようとする。これがゾンビの大々的な群集行動につながり、結果として、大量のゾンビが仲間の頭上に次々に積み重なり、高さ一〇〇フィート（約三〇メートル）の壁によじ登ることになる。ゾンビはその音以外は何も考えられなくなっている（彼らが何かを考えるとしての話だが）。だが、こうした群集本能を駆り立てるのは音だけではない。ゾンビを扱った映画、本、マンガのほぼすべてで、暗い家にたったひとつの灯りがともるだけで、近くをさまようすべてのゾンビがその病的執着心を刺激され、光へと呼び寄せられるのだ。

実際、初公開された『ナイト・オブ・ザ・リビング・デッド』（一九六八年）から最近の『ワールド・ウォーZ』（二〇一三年）に至るまでの作品で、きわめて顕著な感覚刺激、とりわけ輝く光や大きな音などから、ゾンビが自分の意思で注意をそらす能力がないというこの事態が、人間の生き残り戦術として利用されている。

ゾンビの脳が注意力を維持・制御するこうした能力を失ってしまったのはなぜかを理解するために、まずは正常な脳の機能のふたつの特徴を理解する必要がある。（1）私たちは、さまざまな事物が世界のなかのどこにあるのかをどうやって把握するのか？（2）私たちは、自分が見ている事物にどうやって注意を向けるのか？

脳の視覚地図

環境中の特定の場所に意識を集中するプロセスは、**空間的注意**として知られている。心理学ではスポットライトの比喩で説明されることがある。空間中の事物に注意を向ける能力は、限られた範囲に焦点を合わせるものであり、劇場の暗い舞台のごく一部だけを照らすスポットライトに似ている。観客のひとりとして、私たちはスポットライトが照らすものだけを見る。脳についてもある程度同じことがいえる。

あなたは廃墟と化した高校のロッカールームに閉じ込められているとしよう[1]。ネズミが這いまわる薄汚れた壁を背にして、部屋に出入りできる唯一のドアのほうを向いている。ここを出ても安全だと思ったとたん、ひとりのゾンビがドアを突き破って入ってくる。顔の肉が腐って半分落ちかけているにもかかわらず、そいつが何を考えているかがわかる。あなたにとって好ましい内容ではない。このゾンビは腹をすかせ、怒っている——ゾンビはそのふたつの感情しか表わさないのだ。

あなたの右側には、かろうじて手が届くところに、弾をフル装填したレミントン・ショットガンが、すぐにでも使える状態で置かれている。

さて、このシーンでちょっと立ち止まってみよう。このほんの一瞬のあいだに、あなたの脳はどうやって、そのショットガンの位置を知り、同時にそれに注意を向けて、銃床をつかみ、狙いをつけ、近づいてくる生ける屍を始末するのだろうか？

ショットガンに注意を向けるプロセスは、その武器を見るという単純な行為ではじまる。脳は、周辺環境のちょっとした地図を頭のなかに描くことで、世界を把握していることがわかっている。実際、脳には外部世界のさまざまな地図が詰まっている。可聴周波数の地図（第六章参照）、においの地図、筋肉の地図、体の地図など。もちろん、目に見える世界の地図もある。実のところ、目に見えるもののさまざまな種類の地図が脳内に描かれる。

世界に関する最も重要で基本的な視覚地図のひとつは後頭部に位置している。神経科学の分野では、約一〇〇年前からこの視覚地図のことが知られている。そのおもな理由は、第一次世界大戦中のイギリス兵のヘルメットの設計が人間工学的にきわめてお粗末だったことだ。知ってのとおり、兵士に支給された標準的なヘルメットは後頭部を完全には覆っていなかった。頭頂部に載せられたそのヘルメットは、金属製のスープ皿程度の防御性能しかもっていなかった。一見したところ、このデザインは二〇世紀初期の戦闘防具としては非常に格好がよかった。

だが、神経学の観点からは問題があった。きわめて大切な後頭部が覆われていないた

[1] そう、どういうわけか、ゾンビはロッカールーム、浴室、あるいは地下室で襲ってくることが多い。

め、榴散弾《りゅうさんだん》や銃弾といった高速で飛来するものに対して無防備だったからだ。あいにく、視覚入力を処理する**一次視覚野**と呼ばれる脳の重要部位が、この露出した後頭部の奥に位置している。このヘルメットをかぶっていた兵士には気の毒なことだ。

こうして疲弊した第一次世界大戦の戦場に、ゴードン・モーガン・ホームズというイギリス人の神経学者が軍医として赴任していた。ホームズは鋭い観察眼の持主で、後頭部に榴散弾による傷を負って収容される兵士が、きまって物が見にくいと訴えるのに気づいた。とりわけ、後頭部の負傷の位置と視覚異常が申し立てられる位置との関係に注意を引かれた。これらの兵士は**皮質盲**として知られる症状に苦しんでた。眼球に対する損傷ではなく、視覚入力を処理する脳領域への損傷によって目が見えなくなる障害だ。

ホームズはこう気づいた。皮質盲がどう発現するかは、負傷の位置によって予想できるようなのだ。そこで、赤十字のトリアージ・テントでちょっとした科学実験をすることにした[2]。彼は壁に貼った地図を兵士に見せ、どの部分が見えなくなったかを示すようにいった。それから、個々の負傷の位置を調べた。たとえば榴散弾による負傷が頭の左側にあると、地図の右側にあるものが見えないことがあった。一部のケースでは、ケガのせいでのちに命を落とす兵士もいた。こうした場合、ホームズは検死中に頭蓋骨から脳をとりだし、どの部位が損傷しているか詳しく観察した。これによって、それぞれの患者の脳とその患者が見えないといっていた視野の領域を比較することができた。

こうした比較を通じ、またその種の負傷を抱えて治療テントにやってくる兵士の数が不幸にも非常に多かったせいで、ホームズは脳のなかに描かれる視覚世界の詳細な地図を作成できた。実際、この視覚野の地図はきわめて詳細かつ具体的であり、現代の最新鋭の神経画像処理《ニューロイメージング》にも引けをとらないほどだった。

ホームズのささやかな実験を通じて、私たちの頭のなかには視覚世界のちょっとした地図があることが初めて明らかになった。歳月を経るにつれ、科学はますます多くのこうした地図を脳のなかに見つけてきた。これらの地図はどれも構造がかなり似ている一方で、それぞれが異なるタイプの情報に特化している。目に見える視覚的輪郭を扱う地図もあれば、色彩や運動を扱う地図もある。だが、基本的レベルでは、視覚世界のこうした地図は実際にはすべて同じ場所から出発する——つまり、目から。

このプロセスを理解すべく、先ほどのロッカールームの場面に戻ろう。私たちが目を通して世界を見ていることは誰でも知っている。ちっぽけな光の粒子（光子）がつねにそこらじゅうで飛び跳ねている（ゾンビ・アポカリプス後の薄暗く汚れたロッカールームでも同じことだ）。このシナリオでは、こうした光子の一部があなたがつかもうとするショットガンのつややかな銃身に反射している。

亜原子粒子[3]のごく小さな集まりが銃身にあたって跳ね返り、目のレンズを通過して、最終的に（眼球の奥で）**光受容体**と呼ばれる網膜細胞に衝突する。光が光受容体に

[2] 実際には野外テントではなく本格的な病院で行なわれたのかもしれないが、それを知る術はない。

[3] 実際には、物理学者は光子は粒子であるとともにエネルギー波でもあるというだろう。

ぶつかるたびに、網膜細胞はちっぽけな光を見たというシグナルを発する[4]。これをきっかけにして一連の神経活動がスタートし、脳が空間中のショットガンの位置を認識できたところで終了する。

網膜からの視覚情報は視神経を通じて脳へ、つまり視床のなかの**外側膝状体**《がいそくしつじょうたい》と呼ばれる中継基地へ伝えられる（視床は脳の真ん中にあり、第一章で述べたように進化的にいっそう古いシステムのひとつだ）。ここに到達するまでに、視覚信号は色彩情報と形についての情報に分けられている。

ところで、色彩や形は空間認識とは実は何の関係もない。だが、視床におけるこの初期段階でさえ、空間が重要であることがわかっている。ご存じのとおり、半球皮質と同じく視床はふたつある。各半球にひとつずつということだ。したがって、外側膝状体もふたつ——左半球と右半球にひとつずつ——あるが、それぞれが両目から情報を受けとっている。

●左右の区別●

目から得られる情報は眼球で半分に分割される。眼球のこめかみに近い部分は頭の同じ側にある視床に信号を送る（たとえば、左眼の外側部分からは左の視床に信号が送られる）。

眼球の鼻に近い部分からの信号は、**視交叉**《しこうさ》を横断して、反対側に送られる。科学的な言い方をすれば、信号は**対側**半球へ送られる（それに対して、同じ側は**同側**半球という）。いったい、脳はなぜこんなことをするのだろうか？　そこで、右目に見えるものについて考えてみよう。右の眼球の内側、いちばん鼻寄りの部分は、あなたの右側の世界を見る。ところが、右目の外側部分には、実はあなたの左側にある事物がかなりはっきりと見えているのだ。左眼の場合はこれが逆になる。

脳は両目からの信号を分割し、右目の内側（鼻側）からの情報が、左眼の外側（こめかみ側）からの情報と同じ外側膝状体に投射されるようにする。それによって、人間が見ている視覚世界をふたつの部分に分割してしまう。すなわち、空間の左側と右側だ。これらの空間は**半側視野**と呼ばれる。つづいて、左右の視床が脳の後部にある一次視覚野に信号を送る。左の視床は左の一次視覚野へ、右の視床は右の一次視覚野へ信号を送る。したがって、脳が視覚世界の地図を編集しはじめると、左の一次視覚野は世界の右側を、右の一次視覚野は世界の左側を見ることになる。

信じてほしいのだが、神経科学では左右を区別するのが驚くほど難しい場合がある。

さて、いまや私たちは大脳新皮質における最初期の視覚地図に戻っている。第一次世界大戦中にホームズ博士が研究した領域が一次視覚野だ。一次視覚野は世界を一連の位置づけられた線に分解する。ノルウェー出身の三人組バンド「アーハ」が歌う『テイ

[4] 厳密にいえば、光受容体に衝突する光の波長が光受容体が同調する波長に一致すると、光受容体が発火する。

ク・オン・ミー』のミュージックビデオを考えてみよう。そこでは現実世界の少女が鏡のなかの男について行くと、自分自身の線描画に変化する。一次視覚野がやることもこれに似ている。あなたの目に映る事物の輪郭だけを識別するのだ。

一次視覚野の各細胞は、空間内の特定の部分にある何かを「見る」ときにだけ発火する。この領域は細胞の**受容野**と呼ばれている。たとえばロッカールームのゾンビのシナリオでは、脳の後部にあるひとつの細胞が、視野の右隅に位置するショットガンの銃身の輪郭を見ると発火する。同じ空間領域を見る細胞はたくさんあるかもしれないが、この銃身と同じ特定の角度で置かれた物を「好む」のはこのひとつだけだ。四五度の角度の輪郭線を見ると激しく発火する細胞もあれば、ゼロ度（水平）の輪郭線を見ると激しく発火する細胞もある。発火してショットガンの銃身の向きを示す細胞はたくさんあるだろうし、置いてある角度が「見る」のに適さないため、発火しない細胞もたくさんあるにちがいない。このおかげで、一次視覚野は視覚世界を迅速かつ簡潔に区分けできるのである。

一次視覚野が空間認識の観点から興味深い領域なのは、これらの受容野が空間的に一貫性のある地図にまとめられているからだ。一次視覚野の下部は視野の上方の領域を「見る」。視覚野の上部は視野の下部を「見る」。視野の中央部、つまり、あなたがいまこの文章を注視しているときに見ているものは、一次視覚野の中央部によって処理されるが、視野の周辺部は一次視覚野の外縁のニューロンによって「見られている」。それに対し、視野の下部は、視野の上部を見ているニューロンの上方に位置するニューロンによって見られている。

　こうして、視覚世界をさらに細かい空間部分に分割する仕組みが、脳の後部でどうはじまるかが理解できる。まさにホームズが一〇〇年前に発見したとおりだ。

　再び、飢えたゾンビが迫ってくるロッカールームの綱渡り的な状況に戻ってみよう。脳は一次視覚野のレベルで簡単な地図を作製するだけでなく、さらに重要なことにショットガンの大ざっぱな位置を把握する。こうした視覚世界の分解は、脳のなかで繰り返し作製される一連の地図を使って行なわれる。その作業の舞台となるひとまとまりの領域は**有線外皮質**と呼ばれる。この領域を構成する細胞は、網膜に映ってから一次視覚野で最初に形成された世界の地図を引き継ぐ。この**網膜部位対応地図**《レチノトピック・マップ》では、世界は網膜に映ったとおりに描かれる。だが、有線外の各脳領域は世界のなかの別々のもの（たとえば、色、曲線の形、運動）を探し求めるため、受容野は拡大しつづける。

　こうした分解はどの程度信頼できるだろうか？　それぞれの小地図が表わすもの、たとえば、色、運動、角度などがわかれば、他人の小地図における活動を調べるだけで、その人が見ているものを再現できることがわかっている。科学者たちは、まさにいまそれを行なっているところだ。ｆＭＲＩを使い、被験者がいろいろな映画の一場面や一連の画像を見ているときに、視覚野のあらゆる領域で起こっている活動を測定しているのだ。これらの小地図のそれぞれから発せられる信号のわずかな変動を調べ、それぞれの領域が何を表わしているかを知ることによって、研究者たちは精巧なコンピューター・アルゴリズムを用いて被験者が見ている映画の逆行分析《リバースエンジニアリング》を行なうことができる（これはｆＭＲＩの信号の「解読」と呼ばれている）。たとえば、空を一羽の赤い鳥が飛んでいるビデオクリップを見ているときは、赤い色、対象の動き、対象の識別（動物であるなど）を表わす脳内の別々の視覚地図で活動が起こるはずだ。それぞれの地図は色や運動といった視覚特性だけでなく、その特性が空間のどこで生じているかも反映する。これらのさまざまな地図の全体的な活動を読むことで、コンピューターのアルゴリズムは、被験者が見ているもののおおまかな姿を再生できる。その再生画像はぼやけていて、モザイクがかかり、必ずしも完全ではないかもしれない（いいかえれば、コンピューターは被験者が鳥ではなくブタを観ていると思うかもしれない）。

だが手始めとしては、こうした解読法は被験者が見ているものを予測するのにきわめて有用だ。というのも、解読のアルゴリズムは、被験者の脳のなかでより認知能力の高い領域がやっているのと同じ作業をしているからだ。つまり、視覚世界のたくさんの小地図の全体的な活動を読み、それをひとまとめにし、被験者が目を通じて見ている世界のひな型をつくりあげる。

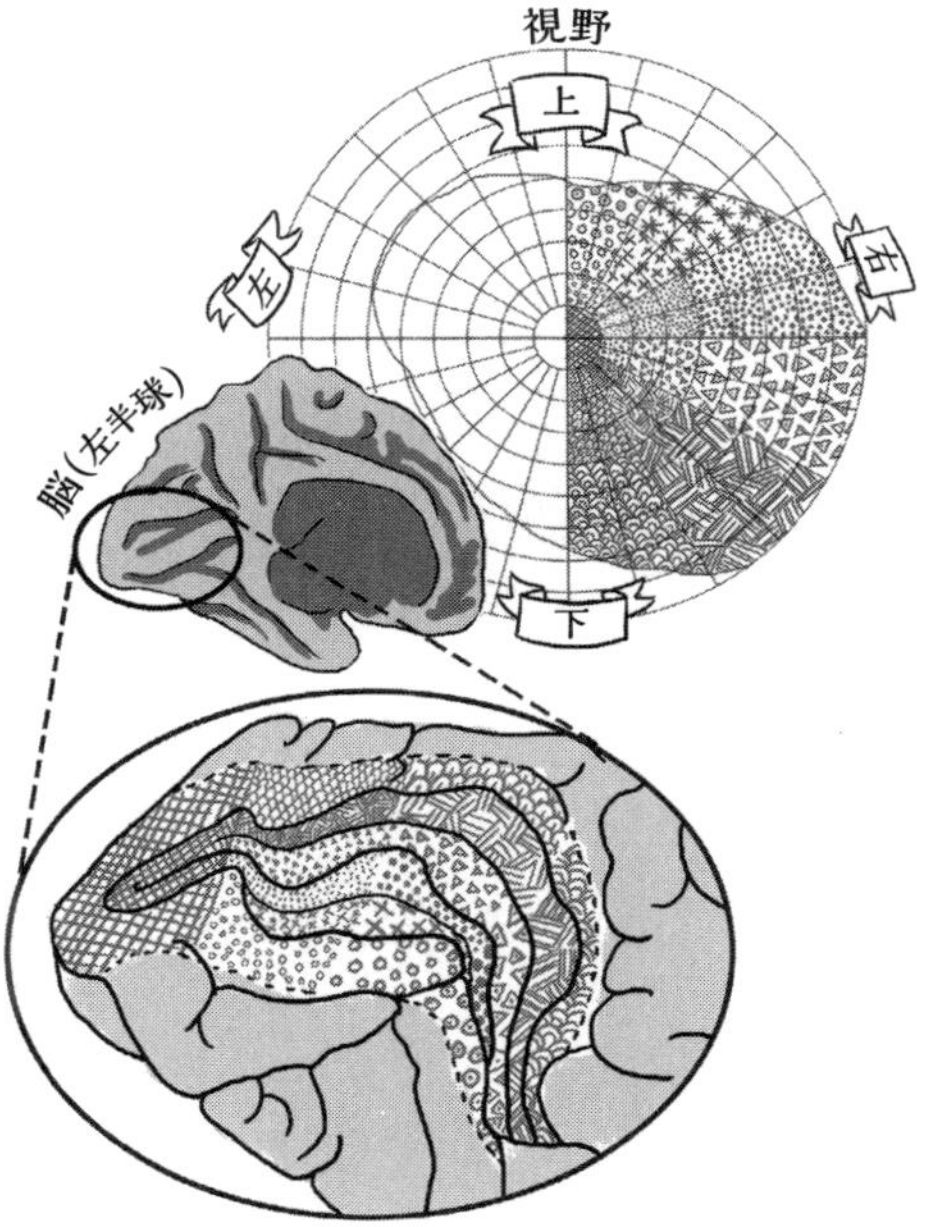

図7.1　ゴードン・モーガン・ホームズが1918年に作製した視覚野の地図を再現したもの。脳が視覚世界の空間地図をどう描いているかがわかる。真正面を見ているとき、見ているものの上部は一次視覚野の下部に描かれ、視覚世界の下部に見えているものの場合はその逆になる。視覚世界の中央付近、つまり見つめている対象の近くにあるものは、一次視覚野の中央寄りに表示される。いっぽう、視野の周辺にあるものは一次視覚野の外寄り（側面）の領域で感知される。後頭部にある一次視覚野の拡大図によって、左半球皮質の内部を見てほしい（右半球皮質は描かれていない）。一次視覚野の拡大図に描かれたそれぞれの地柄は、目に見える視野（右上の大きな円によって表わされている）のひとつの領域に対応している。（ホームズが描いたオリジナルの地図は、G. Holmes, “Disturbances of vision by cerebral lesions,” British Journal of Ophthalmology 2 (1918):353–84を参照）

脳を解読するこうした新たな技術の裏付けは、ひとつのきわめて重要な原理にある。つまり脳は見る（あるいは聞いたり味わったりする）ものを、非常に具体的な情報を表わす有意味にして――さらに重要なことだが――信頼できる基本単位《モジュール》に分解するということだ。あなたがロッカールームでゾンビに襲われているとき、脳をｆＭＲＩによってスキャンできれば、私たちは安全な研究室であなたの脳の活動を調べることで、迫りくるゾンビとショットガンのありかを描いた映像を再現できることだろう。おそらく、ポップコーンでも食べながら。

「where」経路

視覚信号は、視覚世界の描かれたこれらさまざまな脳地図を通過すると、分かれ道にぶつかる。次々に届く信号の一部は、大脳新皮質の底に位置する領域のうち、主として側頭葉に送られる。この経路については次章で説明したい。それ以外の信号は頭頂部にあるひとまとまりの領域へのぼっていく。

側頭葉へと下っていく信号は、**腹側皮質視覚路**と呼ばれる経路を通る。これらの信号はすべて何を（ｗｈａｔ）見ているかという認識にかかわっている。ショットガンを認識するには、脳がその特有の幾何学的形状とコバルト色に輝く鋼鉄をともに見分ける必要があるが、これらの信号はそのために重要な役割を果たす。対照的に、頭頂葉へとのぼっていく信号は**背側皮質視覚路**と呼ばれる経路を通り、物体が空間中のどこに（where）あるかを知ることに関与している。ショットガンに手を伸ばしてつかむには、ショットガンがどこにあるかを正確に知る必要があるが、これらの信号はそのために重要な役割を果たす。この分岐するふたつの視覚情報の流れはまったく異なるふたつの事柄を表わし、ときに「what」経路および「where」経路と呼ばれることもある。

ここでの問題関心は視覚の空間的注意にあるので、とりあえず背側皮質視覚路に焦点を絞ることにしよう。「where」経路は後部頭頂葉のてっぺん近くを通っている。実はこの部分はとても複雑かつ興味深い領域であり、神経科学者はそれが何をしているのかを完全に解明すべくいまだに奮闘している。私たちにわかっているのは、知覚（ショットガンを見ること）と注意（ショットガンに気づくこと）はこの領域で結びつくらしいということだ。頭頂葉皮質の細胞の受容野は、一次視覚野のそれよりはるかに大きい（ひとつの細胞が視覚世界のより大きな部分を引き受ける）。実際、あなたが閉じ込められている薄汚いロッカールームの半分近くを、ひとつの細胞が「見ている」かもしれない。

これらの細胞の多くは、あなたが見ている空間領域に注意を集中させるため、その見え方を鮮明にするようだ。一部の細胞はさらに先に進み、空間領域に興味をそそるものがあり、なおかつ手がそこにある場合にだけ発火する――つまり、ショットガン自体に手を伸ばすような場合だ。視覚空間と「身体空間」（**固有受容感覚**：空間内で自分の体の一部がどこにあるかがわかる感覚）にこうした興味深いつながりがあることから、背側皮質視覚路を「Ｈｏｗ」経路と呼ぶ科学者もいる。この脳領域への損傷に伴う障害の多くが、人びとがどう（ｈｏｗ）行動するかを左右するらしいからだ。

頭頂葉と注意

空間認識や注意にかかわる頭頂葉皮質の役割についてわかっていることの大半は、またしても、脳の損傷に苦しむ人びとから得られたものだ。二〇世紀に入る頃、ヨーロッパの神経学者レジェ・バリントは、左右両方の頭頂葉を損傷した患者に見られる奇妙な視覚障害を初めて報告した。バリント症候群と呼ばれるこの特殊なタイプの脳障害からは、いくつかの複雑で奇妙な症状が生じる。

バリント症候群の患者は、同時にふたつ以上のものを認識するのが難しい。ペンを見れば、そのペン以外のものを「見る」ことは事実上できない。こうした状態を表わすの

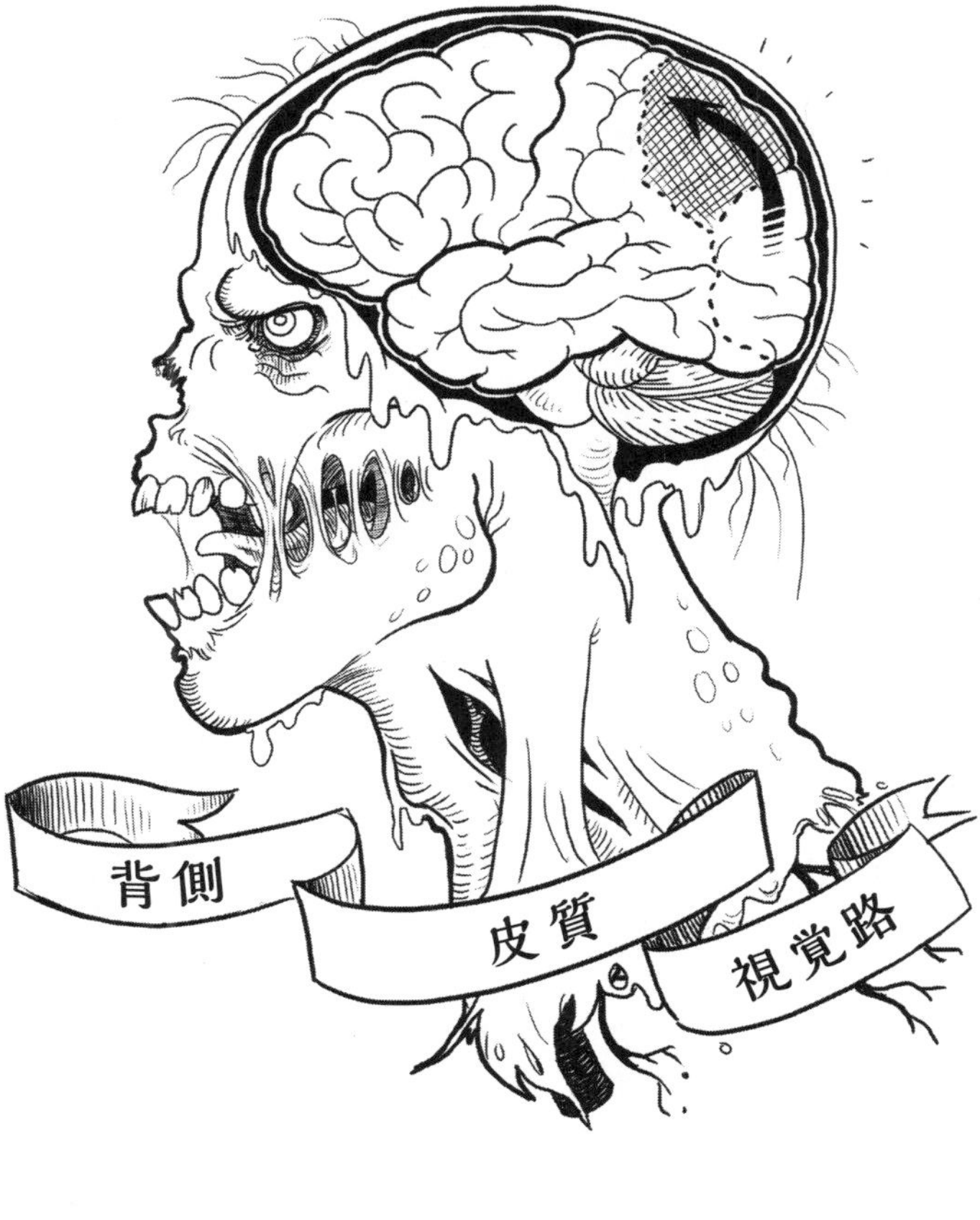

図7.2　背側皮質の「where」経路は脳の主要な視覚処理経路のひとつである。脳の後部の一次視覚野から頭頂葉へと通じており、視覚世界を空間的に再構成しようとする脳の試みの一部をなしている。この視覚路は空間的注意の調整に役立つ。

が**同時失認**という言葉で、複数のものを同時に認識できないことをいう専門用語だ。たとえば、この病気の患者はペンとそれをもっている医師を同時には認識できない。また、周囲の事物に目の焦点を合わせるのが困難で（**眼球運動失行**）、見ている対象に向かって手を動かすことも難しい（**視覚性運動失調**）。ロッカールームに閉じ込められているときに視覚性運動失調の症状が出れば、ショットガンを視認できても、実際にそれに手を伸ばすことはできない。

さて、バリント症候群に関して興味をそそる事実がある。バリント症候群の患者は、実は見ることができないわけではない。視覚情報にかかわる主要な感覚経路はすべて無事なのだ。網膜、視床、一次視覚野、いずれも正常に機能する。視界は良好だ。問題は、目に入る視覚情報の使い方にある。得られる視覚情報から何を知覚するかという点でいうと、患者は目に入るすべてのものに相応の注意を向けられず、ひとつの対象に釘付けになってしまうのだ。

バリントがこうした症状を初めて報告して以来、私たちは視覚的注意における頭頂葉の役割について多くのことを学んできた。右頭頂葉が損傷すると、左側の空間に注意する能力が大きく損なわれることがわかっている（**半側空間無視**と呼ばれる症候群）。その患者に掛け時計の絵を描いてもらうと、彼らは文字盤の右半分しか描かない。興味深いことに、半側空間無視は脳の右半球への損傷できわめて頻繁に起こるが、左半球の場合はそれほどでもない。この奇妙な非対称性の原因は、左頭頂葉は空間の片側（右の視野）だけに注意を払うが、右頭頂葉は左右両側に注意を払うことにあると考えられている。したがって、脳の左半球を損傷しても右半球が左右の視野を見ているため、補完できるのだ。

だが、半側空間無視の患者が右側の空間にあるものしか認識しないからといって、左側の空間が見えていないわけではない。彼らは左側の空間を見たり、ときにはそこから得られる情報に基づいて無意識に行為することとさえできるようなのだ。たとえば、半側空間無視の患者に家の絵を二枚見せるとする。一軒の家は絵の左側にある窓から炎が噴き出しており、もう一軒は炎が出ていない。すると、患者は炎の出ていない家に住みたいというのだが、その理由をたずねても答えられない。左側にある窓の炎を見たことに気づいていないからだ。彼らは情報に反応はできるものの、左側の空間には注意を向けられないから、情報を認識できないのだ。

◉注意の解放◉

さて、半側空間無視はやや珍しい障害だが、頭頂葉を損傷しながら半側空間無視の症状が見られない患者でも、空間内の事物への注意の向け方がおかしいケースがときどきある。最も興味深いのが**注意の解放障害**と呼ばれる症状だ。この障害を初めて報告したのは認知心理学者のマイケル・ポスナーだった。ポスナーは一九八〇年代、人間は目に映るさまざまなものにどう注意を向けるのかを研究していた。とりわけ、実際に事物を見る前にどう注意を向けるかに関心をもっていた。

この問題を研究するため、ポスナーは次のような実験を行なった。被験者にコンピューターの前に座ってもらい、刺激（たとえば光る四角形）が画面の左側に現れたらあるボタンを押し、右側に現れたら別のボタンを押すよう指示したのだ。さて、被験者は画面の一方に「注意」するよう合図してから実際にその方向に目印が現れると、被験者はかなりすばやく反応する。だが目印が反対側に現れると、反応は大きく遅れる。たとえば、画面の左側を指す矢印を見ると被験者はそちらに「注意」を向け、右側に現れる四角形を見るのがかなり遅くなるのだ。こうしてみると、注意とはスポットライトのようなものだと考えられる。被験者は左を指す矢印に誘導されてそのスポットライトを左に移動させ、その空間領域に反応する準備を整えるのである。

しかし、注意を促す合図が出てから実際に目印が現れるまでに十分な時間があれば、こうした効果は薄れる。矢印が出たのあとに関心を呼ぶことが何も起こらなければ、被験者はそちらへ注意を払うのをやめ、別の場所に注意を戻す。こうした**注意の解放**は次のことを意味する。人間が注意を向けるのをみずからやめるのは、関心を呼ぶものがそこにないからなのだ。

ポスナーは、頭頂葉を損傷した患者は注意を解放する能力が損なわれていることを発見した。こうした患者は、脳の片側の損傷のせいで、注意を向けるよう合図された場所にずっと注意を向けつづける。彼らはいったん注目すると、頭頂葉を損傷していない対照者とくらべてずっと長いあいだそのままでいる。実際には、注意を解放するまでに一〇〇〇分の数秒長くかかるにすぎないが、脳時間で考えると、反応までにかかる余分な一〇〇〇分の一〇秒は永遠にも等しい。

バリントの患者の症状について考え直してみれば、この障害の最も極端な病状がわかる。患者は一度にひとつの対象にしか注意を払えないから、これは同時失認の症状だ。ポスナーの患者のように反応が遅くなるだけでなく、バリントの患者は注意を引かれた刺激に釘付けになってしまい、もっと目立つものに注意が移るまでその刺激から意識を解放できなかった。

注意を移す能力のこうした欠如は、以前に見た何かに似ていないだろうか？　たとえば、ゾンビ映画で見た覚えはないだろうか？

最後の最後になって、本章の冒頭であなたを置き去りにした悲惨なロッカールームのシナリオに戻っていることがわかる。これまで、ショットガンの銃身に跳ね返った光子が脳によってどう処理されるかについて、一連の過程を説明してきた。あなたはショットガンを見て（光子による刺激が網膜から視床へ、視床から視覚野へと伝わる）、それが空間のどこにあるかを知り（視覚野から背側皮質視覚路へと伝わる）、舌なめずりしているゾンビから注意をそらし、ショットガンへ向けることができる（頭頂葉に到達）。いまや脳のおかげで、あなたはショットガンをつかみ、迫ってくるゾンビの頭に注意を向け、やるべき仕事を片づけられるのだ。

興味深いことに、生ける屍は、注意を引くものを見ないようにする能力はもたないらしい。あなたが私たちの講義に出席しているとしてみよう。誰かが講堂のうしろのドアをバーンとあけて入ってきて叫びはじめたら、ほとんどの受講者は振り返って、その突然の騒ぎに目を向けるにちがいない。これは「ボトムアップ型」の注意捕捉と呼ばれるものの一例で、世界のなかのなんらかの刺激――音や閃光――があなたの注意を引きつけたわけだ。さて私たちが、誰かが悲鳴をあげながら部屋に駆け込んでくるが、それは無視してすばらしい科学の勉強をつづけるようにと注意したらどうだろう。大半の受講者は振り返りたい衝動を抑え、結局は講義に集中しつづけるはずだ。これが「トップダウン型」の注意捕捉と呼ばれるものの一例で、あなたは意思の力によって刺激起動性衝動を抑えられるということだ。

しかし、ゾンビは自分の注意の向け方について、このレベルの認知制御力はもっていない。観察から、ゾンビが（少なくともまだ目がついているゾンビが）人間を見ることができるのはわかる。また、ゾンビが人間を易々と追いつめられることから、空間内の相手の位置に注意を向けられることもわかる。したがって、ゾンビの網膜、視床、一次視覚野、さらに背側皮質視覚路の大半は無傷だとみなしていい。だが、ゾンビはいったん何かに注意を向けると、それに固執することもわかっている。注意を引く事物から目を離せないのは、刺激起動型行動を制御する能力に欠けているからだ。ここからはっきりするのは、頭頂葉のどこかで、背側皮質視覚路の処理能力に問題があるということだ。さて、すでに第六章で述べたように、ゾンビが話せないことを考えると、彼らが同時失認かどうかを判断するのは容易ではないが、後部頭頂葉で両側性機能低下が起きているとはいえるだろう。

したがって、花火や閃光弾を打ち上げて生ける屍の注意をそらすことができれば、彼らはあなたを追いかけるのをぴたりとやめ、天空を彩る光をじっと見つめることだろう。

大きな音を立てたりして彼らの注意を引かないかぎり、気づかれずに無事でいられそうだ。だが、何かをして目をつけられてしまえば、生ける屍の餌食となるのはほぼ間違いない。それまで注意を集中していたものからゾンビの目を引き離せば、あなたは再び標的になってしまうからだ。こうなると、ゾンビの注意をそらすには、彼らの目を引きつける派手なイベントがさらに必要になる。たとえば、顔面に向かってショットガンをぶっ放すなんていうのはどうだろう。そのぐらいやれば、十分に注意を引けるはずである。

第八章

ところで、この生ける屍の顔は誰のもの?

私は機械を称賛し、その便利さに感謝することにかけては人後に落ちない。だが、魂のこもった人間の顔、相手の勇気と真心を引き出す顔の代わりは、機械には決して務まらない。
チャールズ・ディケンズ『ゴールデン・メアリー号の難破』

愛する女性がゾンビと化したとしよう。血みどろでよだれを垂らし、うめきながら、ぎこちない足取りで近寄ってくるそのけだものが、かつて愛したあなたを認識してくれないなんて、理解しがたいことかもしれない。どれだけ長いつきあいであろうと、徘徊する生ける屍となったが最後、彼女の瞳が再びあなたに気づいて輝く可能性は、金輪際ないのだ。

映画『ナイト・オブ・ザ・リビングデッド』（一九六八年）のクーパー夫妻を思い出し

てみよう。娘のカレンは最初の避難の途中でゾンビにかみつかれ、ほかの人たちと共に隠れていた農家の地下で徐々に「悪鬼」と化していく。ここで、カレンが両親を生まれてから一一年間、ずっと知っていたことに留意してほしい。だが、カレンが完全なゾンビと化したいま、それに何の意味があるだろうか？　ない。まったくない。

たしかにカレンはまず母親を殺すが、それは彼女が母を母とわかったうえで憎しみからそうするわけではない。ゾンビと化して最初に出会った人間が母へレンだったというだけのことだ。ゾンビとなったカレンが母親を園芸用の鋤で突き刺すときの目つきは、その惨事の夜まで会ったこともない赤の他人のベンを見る目つきと何も変わらない。

映画『ショーン・オブ・ザ・デッド』（二〇〇四年）から別の例を引こう。ショーンと友人たちは、頼みの綱である行きつけのパブ「ウィンチェスター」に避難するために、ゾンビの群れのなかを進まねばならない。その大半は彼らの隣人や友人だ。われらが主人公たちは、生ける屍の大群を通り抜けるためにどうするだろう？　体に血を塗りたくり、ゾンビになりすまし、よだれを垂らしながらぎくしゃくと歩きはじめるのだ（第五章ですでに述べた戦略）。いわば群れに交じり込んだ彼らに、徘徊者たちは注意を払わない。かつて近所でサッカー（おっと失礼……これはイギリス映画なので「フットボール」だ）をしていた少年のゾンビのそばを通りさえする。少年は彼らがわかるだろうか？　わからないようだ。一度も会ったことはないといった顔をして、そのままぎくしゃくと歩いていく。

生き延びるためのそうした擬態は、ゾンビ・アポカリプスの世界ではおなじみのものだ。ロマンティック・ゾンビ・コメディー映画『ウォーム・ボディーズ』（二〇一三年）でも、Rという名のゾンビが人間のガールフレンドにゾンビの血を塗りたくり、「死んだふり」をするようにいう。ゾンビのように振る舞えということだ。このささやかなジェスチャーゲームのおかげで、彼女は徘徊する生ける屍の集団をどうにかかわし、安全な隠れ家に戻ることができる。

だが、擬態は生ける屍の目をごまかして生き延びるために使われるだけではない。小説『World War Z』では、人間のある集団全体が極端なまでにゾンビに似た行動をとるようになる。ゾンビの蜂起後、もはや暮らしが立ちゆかなくなった人間は、ときに精神が崩壊してしまう。そうした人びとは「長いものには巻かれろ」ということわざをいささか真に受けすぎ、とことんゾンビらしく振る舞う。うめき、うなり、生ける屍のように歩く。生ける屍と同じように人間を襲い、食う。「寝返り」と呼ばれる彼らは、あらゆる面でゾンビにそっくりだ。ただし、死んではいない――いまのところは。ゾンビそっくりに振る舞うだけで、「寝返り」たちは生ける屍の群れに共存を許される。そう、たいがいの場合はそうだ。やがて本物のゾンビたちは「寝返り」の計略を見抜き、彼らを本物の歩く屍に変えるのである。

ここでは何が起きているのだろうか？　ゾンビが変身前からの長年の知り合いを認識できないように見えるのは、なぜなのか？　そして、ほかのあらゆる逃げ道が閉ざされているときに、ゾンビの振る舞いをまねるだけでいくらか安全を確保できるのは、なぜなのか？

私たちの見るところ、そうした行動が生ずるのは、歩く屍の脳が変化し、人間が日常的にしているあることができなくなるからだ。それは、顔の認識である。

顔認知のさまざまな顔

人間がどうやって顔を認知するかを理解するために、いま一度、ゾンビ・アポカリプスの世界で起こりうる状況を考えてみよう。幼なじみの親友が、徘徊者の一団から逃れようとしてかみつかれたとする。あなたはその人を何十年も前から知っている。感染前なら、彼は何百人もの人混みのなかから、ほとんど即座にあなたを見つけ出しただろう。だが、感染がはじまったとたん、ぱっとひらめくような認識の力は消えてなくなる。いまや生ける屍となった親友は、おそらくあなたの顔を多くの顔のうちのひとつとして認識している。なにしろ、あなたを餌食となる人間としてとらえ、肉付きのいい頬にかみつこうと狙っているのだ。だが、あなたが誰であるかに気づいたときの目の輝きはとっくに失せている。

この種の認識の欠如は、おそらく相関関係のあるふたつのよく知られた臨床的障害に似ている。ひとつは精神の、もうひとつは神経の障害だ。

精神の障害は**カプグラ妄想**というまれな症候群で、身近な人が偽者とすり替えられたと思い込む妄想である。その偽者を脅威とみなすことさえある。いわば、ある日突然、映画『ボディ・スナッチャー／恐怖の街』（ドン・シーゲル監督、一九五六年）や『ワールズ・エンド　酔っぱらいが世界を救う!』（エドガー・ライト監督、二〇一三年）の登場人物になったと思い込むようなものだ。ただし、世界侵略というシナリオとは無縁である。ある日、ベッドで目覚めて横を向くと、妻と瓜二つの人が隣に寝ているが、あなたは心の底で、その人が本当は妻でないことを知っている[1]。彼女はまったく別の誰かになってしまった。

カプグラ妄想で興味深いのは、患者は「偽者」が大切な人にそっくりだとわかることだ。

「あの人は母にそっくりです。でも、絶対に母じゃありません」と患者はいう。

そうした反応から推測できるのは、母親の服装、髪型から、声、つけている香水にい

[1] トーキング・ヘッズの「Once in a Lifetime」という曲の歌詞と似ているのはここだけだ。すてきな家とすてきな車は、認識できるだろう。

たるまで、知覚できる特徴はすべて認識できることだ。ただ、心の眼で見ると、「母」の概念が目の前にいる人のあらゆる知覚情報と合致しないだけである。

ここで明確にしておく必要があるのは、カプグラ妄想の原因がまだ科学で解明されていないことだ。この妄想はさまざまな負傷（ただし、負傷がまったく見られない場合もある）に伴うが、統合失調症など、ほかの疾患と共に現れる場合もある。この妄想を引き起こす脳の特定の部位がはっきりわかっているわけではない。一部の精神科医は、情緒的愛着の制御の問題だとしてきた。顔の認識に伴う問題だと主張する人もいる。要するに、現時点ではまだ解明されていないのだ。

だが、私たちが実際に周囲の人をどう認識するかを考えてみよう。人は父親をどうやって確認し、たとえば郵便配達員と違うとわかるのだろうか（郵便配達員が本当の父親でもある場合は別として）。私たちは父親が話す声を聞き、身なり、歩き方、身長を目にすることができる。ただ、人を認識しようとする際、人間はきわめて重要なひとつの部分に注目することがわかっている。

私たちは、その人の顔を見るのだ。

戦争と顔認知

脳はある人が誰なのかということ、つまりその人のアイデンティティと顔をどうやって結びつけるのだろうか。この点について理解が進みはじめたのは、またしても戦乱期のヨーロッパでのことだった[2]――ただし、今回は第二次世界大戦末期が舞台だ。ドイツの退却に伴って、帰国する負傷兵が激増した。改良された防具と戦場における医療技術の向上のおかげで、過去の戦争でなら命取りとなったはずの傷を負いながら生き延びる兵士が大幅に増えた。すると当然ながら、生還は喜ばしいとしても、帰国する兵士はかつてよりはるかに多くの外傷を脳に負っていた。

こうした脳損傷を治療する任務にあたったドイツ人医師のひとりが、ヨアヒム・ボダマーという神経科医だ。第一次世界大戦時のゴードン・モーガン・ホームズと同じように、ボダマーも戦闘で頭部にぞっとするような重傷を負った兵士の治療に取り組んだ。ロシア、フランス、ブルガリアなどの熾烈をきわめた前線で働き、終戦とともにドイツに帰った。

ボダマーは前線から戻るまでに、実に奇妙な異常行動を引き起こす頭部損傷について

[2] 何とも悲しいことではあるが、戦争は神経心理学にきわめて豊富な情報をもたらしてくれる。

豊富な経験を積んでいた。だが、彼が診察したなかで最も特異な患者は、前線を離れてドイツに帰国してから治療した人びとだった。母国に戻ったボダマーは、きわめて奇妙で特殊な行動をする三人の患者に出会い、まったく新しい神経障害を発見したと確信するにいたる。

最初の二例、患者Sと患者Aは、後頭部を負傷していた。ボダマーの最初の報告(エリスとフローレンスが英訳〔一九九〇年〕)はふたりの患者が負った傷がどんなものか具体的に述べていないものの、いずれも後頭部への外傷としている。前章で触れたホームズの患者とほぼ同じく、ふたりは当初、重い視覚障害を負った。ところが、時が経つにつれ、いずれも視力をほとんど完全に回復したようだった。ふたりとも戦後、ふつうに復職し、ほぼ正常な身体機能を取り戻しているかに見えた。

ここで「ほとんど完全に」そして「ほぼ正常な」という言葉を使ったことに注目してほしい。

SもAもふつうに日常生活を営んでいるように見えながら、ときおり、いささか妙な行動をとった。知っている相手が髪を染めたり見慣れない服装をしたりして、外見がふだんと少し異なると、患者Sも患者Aも、その人を認識できなくなったのだ。妻であろうが、きょうだいであろうが、数十年来の友人であろうが、いつもの外見がある程度変わると、ふたりはうろたえ、よく知った相手なのに、まるで見知らぬ他人のように応対した。

当初ボダマーは、そのような行動は一種の記憶障害だと考えた。いずれの患者も健忘症（第一〇章参照）にかかったかのように、ふだんはよく知っている相手を束の間忘れただけだと思われた。だが、この仮説はすぐに誤りだと判明する。ふたりとも、医師たちが思いつくかぎりの記憶テストを受け、ほぼすべてに合格したからだ。

やがてボダマーは興味深い別の仮説を打ち立てる。そもそも記憶の問題ではなく、認識の問題ではないかという仮説だ。ボダマーは単純だが巧妙に意図された一連の実験を利用して、どちらの患者も非常に特殊な認知の問題を抱えていることを発見した。人の顔は完全にはっきりと見えるが、認識がまったくできないのだ。

その実験は、こんなふうに行なわれた。たとえば、私たちがあなたを鏡の前に座らせ、自分のほうを見ている人の名をたずねる。あなたは自分自身を認識し、自分自身の名前を正しく答えるだろう。そして、バラク・オバマといった有名人の写真を見せられれば、それが誰か、即座に答えられるだろう。少なくともほとんどの場合、写真の人物が男性か女性かは答えられるはずだ。

ところが、この簡単なテストが、ボダマーの患者たちには驚くほど難しかった。患者Sは鏡や自分の写真を前にしても、自分のほうを見ている人物の名をいえなかった。もっと悪いことには、彼はそれが男性なのか女性なのかもわからなかった。実際、何度やっても、患者Sは、服装や髪の長さを見なければ写真の人物の性別をいえなかったのだ。

顔を認識できないのは、男性と女性、自分と他人を識別するときだけではない。患者Sは人間と人間以外のものの顔さえ、区別がつけられなかった！　イヌの顔を見せられた患者Sは、下手くそに散髪された毛深い男のように見えると答えた。

人の顔が認識できなければ、世の中で暮らしていくのが少し難しくなることは、想像がつくと思う。妻と隣人の顔の見分けがつかない人間に、ふつうの生活ができるものだろうか？　ボダマーの患者がふたりとも総体的には生活を維持できたらしいのは、どういうことだろう？

その疑問への答えは、顔以外の特徴や性質に頼って他人を認識できる私たちの能力にある。人の歩き方、服装、話し方はふつう、その人が誰かを明らかにするのに十分な手がかりとなる。暗闇のなかでしゃべったとたん、それが友人だとわかったり、兄弟や姉妹がこちらに背中を向けていたとしても、人混みのなかで見分けられたりするのはなぜか、考えてみよう。私たちはみな、顔以外にも、自分が誰かを明かす多くの手がかりを開示しているのだ。

そうした手がかりが、ボダマーの患者が比較的ふつうに日常生活を送れた秘密だ。眼鏡、制服、杖といった目立つ服飾品なしには、患者Sも患者Aも、日々仕事や生活をともにする人たちを認識できなかった。とはいえ、そうした品々を総動員すれば、ふたりともかなりよく人を認識できた。たとえば、患者Aはアドルフ・ヒトラーの写真を認識できたが、それはあの名高い特徴的な口ひげと髪型のおかげにすぎなかった。実際、顔立ち以外の手がかりを使って人を見分ける能力のおかげで、患者Aは鏡のなかの自分を認識できた。それはおもに、彼の顔の輪郭がひどく左右非対称でとても目立ち、ほかの人とは違って見えたおかげだった。

ボダマーはそうした特異な症状に気づき、この障害を**相貌失認**（prosopagnosia）と名づけた[3]。ギリシャ語の「顔」（prosopon）と「知らない・認識しない」（agnosia）を組み合わせた造語だ。「失顔症」とも呼ばれる相貌失認は、ほかのあらゆる視覚的認識力は欠けていないのに、人の顔を認識できないことをいう。

ボダマーは一九四七年に発表した最初の論文で、当初は相貌失認を疑った第三の患者（患者B）についても報告している。患者Bも後頭部に重傷を負った結果、視覚に問題を生じた。患者S、Aとは異なり、患者Bは実際は他人の顔を認識できた。ただ、彼の目には顔がひどくゆがんで見えた。頬が垂れ下がったり、片方の目がもう片方よりずっと上にあったり、鼻がおかしな角度についていたりするように見えた。現実の顔がピカソの描く肖像画のような目鼻の配置になっている世界を想像してほしい。患者Bはそんな経験をしたが、その期間はごく短かった。やがて傷が回復するにつれ、顔の見え方は

[3] 実をいうと、この障害が明らかにされたのはこれが初めてではない。顔の見え方の異常のいくつかは、その100年ほど前（1844年）、ウィガンによって初めて報告されている。ボダマーはこの障害に正式な名称を与えたにすぎない。

正常になっていったからだ。

いまならば、患者Bが抱えていた障害は、顔の造作がゆがんで見える**相貌変形視**だったといえそうだ。彼はボダマーの最初のふたりの患者のような相貌失認の症状を呈してはいなかったものの、脳がどのように顔を「見る」かについて、ひとつの興味深い手がかりを与えてくれた。彼が見るピカソじみたゆがみは顔に限られており、そのことから、顔の見え方にはきわめて特殊な性質があり、脳は顔に関して、建物や車といったほかの物体とは違う処理の仕方をしていることがわかる。実際、パーヴィジらの最近の研究(二〇一二年)によれば、人間の紡錘状回《ぼうすいじょうかい》に電気的刺激を与えると、顔がゆがんで見える。ある実験参加者は、刺激を受けているあいだ、パーヴィジが「まったく別人になった。顔が変容した」と述べたという。

それでは、脳はどうやって顔を見るのだろうか？　そして、より重要なこととして、顔の像とある人のアイデンティティをどうやって結びつけるのだろうか？

「what」経路

映画『ナイト・オブ・ザ・リビングデッド』の少女カレンがゾンビ化する前の脳、つまり死者が墓から起き上がるあの恐ろしい夜以前の彼女の脳について考えてみよう。母親などの顔を認識するために、彼女の脳はおもにふたつのことをしなくてはいけない。まず、顔をこの世界にある物体として認識する必要がある。次に、鼻、口、唇といった顔の特徴や配置（両目の離れ具合、あごの長さ、眉の太さなど）を、なんらかの方法で母親のアイデンティティと結びつけなくてはいけない。

前章で述べたように、目から脳へ入った視覚情報はまず一次視覚野によっていくつかの構成部分に分けられる。それから、空間に関する情報は、後部頭頂葉に位置する諸領域へのぼっていく情報の流れによって処理される。少女カレンが母親の顔という物体を認識する方法を理解するには、視覚情報のもう片方の流れを下ってみる必要がある。それが腹側皮質視覚路、別名ｗｈａｔ経路だ。

背側皮質視覚路と同じく、腹側皮質視覚路にも、一次視覚野の細胞よりも広い視覚領域を「見る」細胞がある。つまり、細胞がより大きな受容野をもっているのだ。だが、この腹側皮質視覚路の細胞は、空間を感知するというより、世界のなかに見えるものの特徴を感知する。形や色といった特徴は、脳の底部を通るこの情報経路でまず処理される。側頭葉の下部を情報が進むにつれて、そうした形態的特徴がまとめられて、顔や建物やそのほかの物の全体像が結ばれていく。

このように、腹側皮質視覚路は勾配としてとらえることができる。勾配とは何だろう？　それは一種のスペクトルで、両端はまったく異なるものの、中間部分の違いはあまりはっきりしない。詳しく説明しよう。脳後部にあるこの勾配ではまず、空間中で目に映る物体の基本的な形、色、角度を細胞が統合しはじめる。勾配の反対の端には、あなたが最も頻繁に目にする物体のアイデンティティを理解するのに中心的役割を果たす細胞がある。それらの細胞は時と共に訓練されて、日常生活でよく知っておく必要のある対象の重要な特徴に特有のパターンを認識するようになる。これらの両端のあいだで、さまざまな視覚領域が、基本的な視覚的特徴の確認と対象の認知を交錯させつつ実行する。

視覚野の勾配のうち、アイデンティティの理解にかかわる端には、さまざまなタイプの対象に対応する多くの特定の領域があるようだ[4]。たとえば、場所や風景を認識する際に働くいくつかの領域がある。**海馬傍回場所領域**（ＰＰＡ）と呼ばれるこの領域は、自動車や顔よりも風景や建物を見るときに強く反応する。したがって、ＰＰＡは建物や場所用に「チューニング」されているといっていいだろう。その細胞は、建物や風景を見るときにより強く発火するのだ。

いっぽう、顔は大脳皮質の底面に沿ったさまざまな領域で反応を誘発するらしい。ＭＲＩ画像を見れば、脳の多くの領域が、山や自動車よりも顔の写真を見たときに強く反応することがわかる。これらの領域がまとまって、顔の知覚と認識にかかわる脳領域

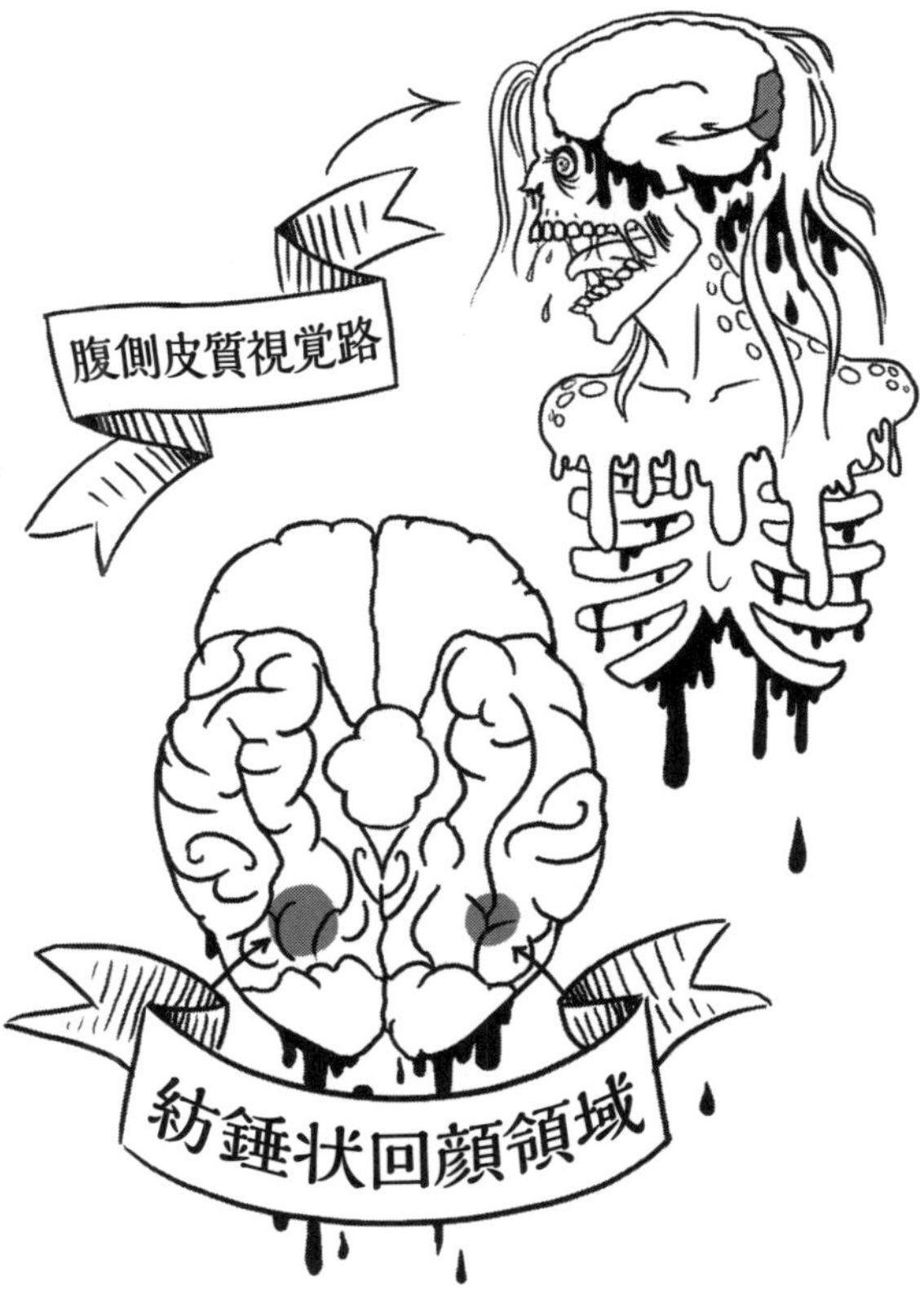

図8.1　腹側皮質「what」視覚路は、(図7.2で示した背側皮質視覚路と並ぶ)脳のもうひとつの主要な視覚情報処理経路である。この経路は一次視覚野から脳の後部を通って側頭葉へと下る。それは脳が顔や物体や風景などの視覚的アイデンティティを組み立てようとする働きの一部だ。

[4]「ようだ」と述べたのは、この分野に関しては、腹側皮質視覚路の働きがようやく理解されはじめたばかりで、いまだに多くの議論があるからだ。そのため、安全策をとってあいまいな言い方をしている。

のネットワークを構成している。表記を簡潔にするため、ここではそれを「顔ネットワーク」と呼ぶことにしよう。

顔ネットワークのうち、腹側皮質視覚路がはじまってすぐ現れる領域は後頭葉に位置しており、**後頭顔領域**（OFA）と呼ばれている。OFAは、目の丸みや鼻筋といった顔に特有の形態的特徴を統合すると考えられている。

情報がさらに前進すると**紡錘状回**の別の領域に達する。紡錘状回は側頭葉の下側、新皮質の底にあって、そのうちもっぱら顔に反応する領域が**紡錘状回顔領域**（FFA）と呼ばれている。FFAはおそらく顔ネットワーク中で最もよく研究されている部位で、顔に対して最も強い反応を示すのがふつうだ。FFAは顔の画像の特徴を最終的にまとめあげる領域だと考えられており、「心の眼」に映る顔の画像を最終決定するため、目や口との関係で鼻の形を正しく配置する。

FFAのすぐ上には、**上側頭溝**（STS）に沿って顔に反応する領域が存在する。この領域が顔情報の処理に果たす役割ははっきりしないものの、顔の表情から感情を識別するのに一役買っていると考える研究者もいる。たとえば、顔の筋肉の配置により、その人が上機嫌か、あるいは怒っていてあなたの脳を食べたいと思っているかを教えてくれるというのだ。

最後に、側頭葉の正面近く、最も前方（前部）の端に顔を選別する領域があるが、正式な名称はまだついていない。ＳＴＳと同様にこの側頭葉前部の役割ははっきりわかっていないものの、人のアイデンティティと顔の像を結びつける働きをすることを示す証拠がいくつかある。したがって、顔ネットワークの最前部、すなわち腹側ｗｈａｔ経路の先端の領域が、顔認識経路の最後の橋なのかもしれない。

さて、顔情報を処理するには複数の異なる脳の領域が適切に働く必要があるとすれば、どの領域が損傷すると、相貌失認が発症するのだろう? 実は、この問いには骨相学的思考がわずかながら含まれる[5]。現代の神経科学では、骨相学はあまり好まれない。

カレンの心のなかで母親の顔とアイデンティティを記憶している領域は、ひとつだけではない。顔認識が実際に機能するには、顔ネットワーク全体が必要だ。つまり、ネットワークのさまざまな部分のうちどこに損傷を受けても、相貌失認が起きる可能性がある。それどころか、個別の領域への損傷に限らず、顔ネットワークの各部分を結ぶ神経線維すなわち軸索突起の損傷や障害によって相貌失認が起こるという証拠もある。相貌失認の原因がＦＦＡへの損傷という場合もあれば、側頭葉前部への損傷という場合もある。生まれつき相貌失認という人もいて、それは胎内の成長過程のいずれかの段階で、顔ネットワークが正常に発達しなかったせいだ。こうした数々のまったく異なる発見から、私たちが相貌失認と呼ぶものは、実は連動するように組織されたシステムのさまざまな段階での故障に起因することがわかる。

[5] 骨相学は19世紀には、頭蓋骨の隆起を測ることで人の性格を明らかにする「科学」だった。頭蓋骨のある部分に大きな隆起があれば、性格上のある特徴がより強かったり、あるいは弱かったりするとされた。骨相学はもう100年近く前から信憑性を否定されて廃れている。

このように、腹側皮質視覚路のほかの機能と同じく顔認識も、脳後部から前部へわたる情報処理の勾配に依存していると考えられる。顔の視覚映像の組み立ては、後頭葉と側頭葉後部における初期の処理段階からはじまる。情報が前進するのに伴い、この映像はきっちりと構成され、ある人のアイデンティティの概念と結びつけられる。したがって、こうした経路のどこに損傷が加えられても、顔を認識する能力は損なわれる。一次視覚野に近い神経回路の初めのほうが損傷した脳は、顔の映像を適切に組み立てたり正しくバランスをとったりして、それが誰の顔かを認識するのが難しくなる。一次視覚野から遠い神経回路のうしろのほうに損傷を受けた脳は、見えている顔とアイデンティティを結びつけるのが難しくなる。ちょうど古いクリスマス用電飾コードのようなもので、電球がひとつ壊れると、同じコードについたほかの電球もつかなくなる。

もちろん、腹側皮質視覚路は顔の認識だけに関係するわけではない。ほかの多くの物の認識にも役立っている。前述したように、建物、景色などに反応する部分もある。こうして腹側皮質視覚路はいろいろな物が何《what》であるかを知ることに携わるため、what経路というニックネームがついている。

腹側視覚野（および脳のほかの領域）は、顔、動物、道具といった対象のさまざまなカテゴリーをどうやって覚えるのだろうか。現在、この問題の研究に大きな努力が傾けられている。この研究を通じて、**視覚性失語**という別の奇妙な障害についても解明が進むかもしれない。この珍しい神経症候群にかかると、見えている物の名が思い出せなくなってしまう。患者は顔をきちんと認識できるので、顔の情報を処理する部位には問題がない。ところが、視覚性失語の患者は銃の写真を見せられても、それが何かをいうことができない。それでも銃をもたせれば、近寄ってくるゾンビを首尾よく倒すことができる。対象を言葉で表現できなくなるこうした問題は、特定の写真や物の意味が理解できなくなるほかの障害と同様に、腹側皮質視覚路の損傷に起因すると考えられている。だが、脳がどうやって物事を理解するかを理解するのは、それほど簡単ではない。

それでも、腹側皮質視覚路に関するかぎり、顔は数ある対象のひとつにすぎないと考えられる。目に映るほかの対象と同様に、あなたの眼球が見る顔の画像は情報処理の勾配を通過する。目や鼻といった顔のパーツの形状を記録することからはじまり、それらの持ち主である人物のアイデンティティを理解するところまで進んでいくのだ。そう考えると、顔として認識できるものの半分が崩れて見える相貌変形視や、顔はよく見えるが誰の顔かわからない相貌失認といったさまざまな障害が、腹側路の損傷から起こっていることが理解しやすくなる。相貌失認にかかわる経路の末端かそれ以降で受けた損傷は、やがてカプグラ妄想を引き起こすことがわかるかもしれない……いずれにしても、すべては勾配のどの部分が損傷するかにかかっているのだ。

ここでいま一度、親愛なる少女ゾンビ、カレンに登場してもらおう。彼女が母親を親として認識するのをやめ、代わりに獲物として見るとき、相貌変形視、相貌失認、カプグラ妄想などの変異型に冒されているのだろうか？

答えるのは難しい。なぜなら、カレンに何を見ているかを言葉にしてもらうことは不可能だからだ。彼女が盲目でなく、仲間のゾンビと獲物の人間を見分けていることははっきりしている。だとすれば、彼女の目に映る世界の像は、仮にゆがんでいるにしても、ひどくゆがんでいるわけではなさそうだ。

本章の冒頭で触れた『ショーン・オブ・ザ・デッド』のワンシーンが、ゾンビの物体認識がどんなものかを知る最良の手がかりを与えてくれそうだ。ショーンと仲間たちがウィンチェスターに避難する際、そのパブへいたる道に大勢の歩く屍が立っているのに出くわす。その場を通り抜けるためにショーンたちが選んだ解決法は、体に血を塗りたくってゾンビの仕草をまねることだった。ぎこちなくのし歩き、うめき、よだれを垂らしながら、大勢でうろつきまわる生ける屍のあいだを進んでいく。ゾンビは群れのなかに人間がいることに気づかない（間抜けなエドが携帯電話に出るまでは）。

ところで、ショーンたちの周囲にいるゾンビはみな、もともとは近所の住人や飲み友達だが、誰一人としてショーンたちがわかる者はいないらしい。人間がゾンビのように動き、声を出しているかぎり、歩く屍からはゾンビと認識されるようだ――あなたや私には、顔を見ただけで彼らが人間だとはっきりわかるにもかかわらず。ということは、ゾンビは歩き方やうなり方といったほかの手がかりを使って、ゾンビと非ゾンビ（おいしそうな人間）を区別しているわけだ。聞き覚えのある話ではないだろうか?

私たちは、ゾンビ症候群のひとつの要素は後天性の相貌失認だといいたい。つまり、感染に伴うなんらかの理由で、顔の認識をつかさどる腹側皮質視覚路の機能が損なわれるのだ。最もありそうなのは、ＦＦＡ周辺の紡錘状回の損傷である。

なぜ、ＦＦＡと特定して考えるのだろう? ゾンビは一般に、ほかのありふれた物体を認識できないという証拠があるではないか。映画『ゾンビ』（一九七八年）で、あるゾンビが終始Ｍ16ライフルを逆にもち、望遠鏡のように銃身をのぞきこんでばかりいるのを見れば、それがわかる。このゾンビは何週間ものあいだ、手にしている物を銃だと認識できないし、ましてや正しい使い方は理解できない。ゾンビは、生前日常的に使っていた物を認識するのにひどく苦心する。人間の脳画像から推測すると、腹側皮質視覚路に沿った領域が、自動車、建物、顔をはじめとするあらゆる物体の像を描くようだ。そのこととゾンビの振る舞いの特性を併せて考えれば、ゾンビ感染は腹側皮質視覚路、なかでも紡錘状領域周辺での情報処理に悪影響を与えるように思われるが、その影響は顔情報の処理に限られないかもしれない。

したがって、少女ゾンビのカレンは、クーパー夫人がどれほど時間をかけていって聞かせようと、母親を認識することはない。それはクーパー夫人のせいではなく、ただ母親の顔の意味するものが、カレンにとっては以前と同じではないからだ。彼女にとって、その顔はもはや「母」を意味しない。クーパー夫人、どうぞお気を悪くなさいませんように。

第九章

どうして私が私じゃないの？

自由意志とはまったく無意味な言葉であるし、スコラ哲学者が無頓着な意志と呼んできたもの、すなわち根拠なき意欲は、闘うに値しない怪物《キメラ》である。
ヴォルテール　『哲学辞典』

ゾンビと化してしまうのが愉快な体験でないのはもちろんだが、体の一部がゾンビ病に感染しただけでもきわめてやっかいなことになる。『死霊のはらわたII』（一九八七年）の有名な場面を思い出してみよう。主人公のアッシュは右手を死霊にとりつかれてしまう。死霊は小屋のなかにいたアッシュの仲間全員にすでにとりついていたのだ。彼は感染の原因となったかみ傷を手当てしようと必死になり、まるでただの水道水で死霊の支配が断ち切れるかのように、キッチンの流しの水で手を洗う。アッシュが気を抜いて油断した隙に、すべてが地獄へと向かう……まさに文字どおり。

とりつかれた右手はもはやアッシュの意志にしたがわず、彼を猛烈に攻撃しはじめる。手は皿、グラスなど、見つけたものを手当たり次第につかみ、アッシュの頭や顔に次々と叩きつける。腹にパンチをくらったあと、床に倒され、頭に最後の一撃を受け、気の毒なアッシュは意識を失う。だが、彼の右手はばっちり覚醒しているようだ。体のほかの部分がノックアウトされてじっと横たわっているのをいいことに、床に転がっている手の届きそうな肉切り包丁に向かってじりじりと這っていく。

意識を取り戻したアッシュは、とりつかれた右手が何をしようとしているのかを見てとり、かつては従順だった自分の手が制御不能であることを知る。自分の手がもはや自分のものではないと理解したのだ。それはいまや、死霊にとりつかれ、みずから意のままに振る舞う肉片だった。とにもかくにも、手遅れになる前に止めなくてはいけない。

おそらく映画史上指折りの痛そうな場面で、アッシュは状況を打開するため、自分の(とりつかれていない)左手を使い、右手にナイフを突き立てて、床に固定する。つづいてチェーンソー(うまい具合に手の届くところにある)をつかみ、とりつかれた右手を手首から切断し、体から切り離す。

「さあ、いま笑っているのは誰だ?」。体から手を切り離しながら、彼は手に問いかける。「いま笑っているのは誰だ?」

観客でないのはたしかだ。みな、自分の体が自分のものでなくなる日を想像し、怯えきっている。

こうした修羅場の全体を通じて、アッシュはゾンビ病の興味深い症状をふたつ呈している。まず、自分の手がもはや自分のものでなく、体に付着した腐敗しつつある器官だと感じてる。次に、自分の手を意識的に制御できなくなり、手が彼を傷つけはじめる。これらの症状について、ひとつずつ順番に考えてみよう。

「すみませんが、先生、私は歩く死体にすぎません」

まず、自分の手がもはや体の一部ではないというアッシュの認識について考えよう。前章では、顔のアイデンティティを生み出す神経経路について述べた。そうした経路では、場所や物といった多様な形のアイデンティティが生み出される。しかし、いずれの場合も、私たちが語るアイデンティティは外部の物に属していた。たとえば、建物、自動車、身近で大切な人の顔などだ。

自分自身の体の一部にかかわるアイデンティティはどうなるだろうか?

神経科学では、人間の脳が「自分」のような概念をどうやって形成できるのかについて理解がはじまったばかりだ。ほかにも数多ある哲学的、心理学的問題と同様に、自己アイデンティティは非常に扱いにくく、ＭＲＩ装置などを使った精密な研究ができるほど明確には定義できない。どうやら、自己の概念と自己認識は、脳のさまざまな場所に散らばっているようなのだ。

神経学と神経科学では扱いきれない事柄については、ごく近い分野である精神医学のささやかな応援が得られる。精神医学は一〇〇年を優に超える昔から、自己認識障害に熱心に取り組んできた。

一八〇〇年代後半のパリに、しばし時間旅行をしよう。この光と活気に満ちた街、科学と技術がもてはやされ、エッフェル塔がまだ設計図の上にしかなかった街で、新進気鋭の精神科医であるジュール・コタールに会うためだ。

パリ近郊でプロテスタントの家庭に生まれたジュール少年は、厳格で敬虔な家庭に育ったこともあり、まじめで思慮深い性格でつとに知られていた。ティーンエイジャーになったジュール・コタールはパリの学校へ進む。彼が科学と医学を熱心に学び、神経学と心理学を専攻した当時（一八六〇年代）、脳と行動の関係の理解においては骨相学がもっぱら幅をきかせ、ウィリアム・ジェームズは『心理学原理』（一八九〇年）の執筆をまだはじめてもいなかった。

近代的な心理学と神経学の夜明け前であったこの時代に、コタールは精神と脳を理解するには科学的方法を用いるべきだという信念をいち早く固める。コタールは、糖尿病が肉体のみならず思考にも影響を与えることも初めて明らかにした。また、当時精神医学界で圧倒的主流だった単一症例についてのケーススタディという手法の欠点と限界を最初期に指摘したひとりでもある。

だがもちろん、同時代の多くの医師と同様に、コタールが現代でも名を知られているのは彼の名を冠した症候群によるところが大きい。それがゾンビ妄想とも呼ばれるコタール症候群だ。

それはこんなふうにはじまったと想像される。コタールが勤務する精神科病棟の患者が、彼の診察室にやってくる。

患者：「先生、実は、何だかおかしなことが起きているんです」

コタール：「ほう？　聞かせてください」

患者：「私はもう存在していないのです。その、私はここにいますけれど、本当は歩く死体にすぎません。この腕はどんどん腐っていくし、血が胆汁に変わったのが、はっきりわかります」

コタール：「それは恐ろしいですね。あなたの腕は腐りかけのようには見えませんよ。まったく健康そうだ。ほら、針でついてみましょう」。（患者の腕をつつく)「ほら、私には間違いなく血のように見えますよ」

患者:「本当です、先生。私は歩き、話す死体にすぎません。もう存在しないのです」

このやりとりだけを見れば、こんな話は患者の妄想状態の産物だとされるか、神経症患者が頭のなかででっち上げた奇妙な思いつきだとして一蹴されかねない。だが、コタールは受けもちの患者の数人が、自分の体がもはや自分のものではないというこの奇妙な感覚にとらわれているようだと気づく。この特殊な妄想を抱く患者はきまって、少なくとも体の一部が死んでいて、どういうわけか死んだ肉体が生き返っているのだと訴えた。

もしもゾンビになるのがどんな感じかをわからせてくれるような病気があるとすれば、コタール妄想こそがそれだ。実際、映画『ウォーム・ボディーズ』は全編、コタール妄想の大量発生にすぎないという意見もあるかもしれない。だが、その話はまた別の機会に……。

コタール妄想の型通りの定義は、自分が死んでいるとか、存在しないとか、腐りつつあるとか、血液やおもな内蔵をすべて失ったとかいう誤った思い込み、となる。この症候群は重度のうつ病といった、ほかの精神疾患と関連づけられることが多い。

残念ながら神経科学では、どの神経領域がコタール妄想を引き起こすかが十分に解明されていない。前頭前皮質と頭頂葉皮質の領域に損傷を受けると、体のある部位の存在を否定するようになる場合があることは知られているものの、その症状はコタールの患者に見られる込み入った妄想からはほど遠い。こうした妄想はまた、外科手術後に規則性なく起こることも知られている。たとえば、憩室炎《けいしつえん》で腹部の外科手術を受けたあと、病気は完治したにもかかわらず、患者が自分の内蔵は腐りかけていると思い込むことがある。

さて、森の幽霊小屋にいる気の毒なアッシュの話に戻ろう。自分自身の手と死闘を繰り広げているとき、アッシュはコタール妄想にとりつかれているのだろうか？　たしかに、彼は手がもはやみずからの体の一部でないと感じているように見える。まるで手が言葉を理解しているかのように、話しかけさえする。彼が自分の手を死んでいるとか腐りつつあるとか考えているかどうか私たちにはわからないので、アッシュがまぎれもなくコタール妄想にやられていると断言するのは、用心のために避けよう。しかし、手との闘いは、別の症候群の激しい症状のようでもある。神経科学の世界では実に頻繁にお目にかかるその症候群にかかると、腕そのものに命が宿ったかのように思えるのだ。

他人の手と意識的コントロール

あなたがある朝、目覚め、シャワーを浴び、服を着はじめたとしよう。右手でシャツのボタンをかけていくものの、かけたばかりのボタンを左手が外しはじめる。「やめろ！」とあなたはいう。「服を着なくちゃいけないんだ」だが、左手はまったく聞き分けがないようだ。結局、シャツを着終えるために左手の上に座る羽目になる。

それから台所へ向かい、水切りラックから皿を片づけることにする。右手で皿をつかみ、食器棚にそっとしまう。ラックにある次の皿に向かおうとすると、食器棚に入れたばかりの皿に左手が伸び、それを水切りラックに戻す。

そんなことがつづけば、その日はうんざりするほど長く感じられるだろう。

この話はまるで映画の筋書きをそのまま抜き出したように思えるかもしれないが、**他人の手**《エイリアン・ハンド》症候群を患う人にとっては、現実になる可能性がある。この症候群にかかると、片手が本人の意志にしたがわない動きをするからだ。「他人の手」の動きは複雑で調和がとれている場合もあれば、衝動的あるいは反射的に出てしまう無意識の単純な身振りの場合もある。後者の好例が、スタンリー・キューブリック監督の傑作風刺映画『博士の異常な愛情』でストレンジラヴ博士がどうしてもやってしまう敬礼だ。だが、すべての症例に共通する特徴は、手が持ち主のいうことを聞かないという感覚である。「他人の手」効果は、脳の仕組みの興味深い特徴ゆえに生じると考えられている。すなわち、機能の側性化だ。**側性化**あるいは側性とは、特定の能力がおもに脳の片側によって制御されているという概念である。

言語について考えてみよう。第六章で触れたように、言語をつかさどるのはふつう、脳の左半球のなかの複数の領域だ。その証拠に、言語を話したり理解したりする能力は、頭の右側よりも左側に損傷を受けたときのほうが著しく損なわれる。また、MRIを使って読書中の脳の動きを観察すると、大半の人で、脳の右半球よりも左半球の領域が活発に働いていることがわかる。

ということは、あらゆる言語は左半球によって制御されているのだろうか？　いや、まったく違う。言語には右半球で制御される側面も多い。たとえば、左半球をすべて取り去った患者にも、ある程度の言語能力、ことに文法と統語法の能力は残される。側性化が意味するのは、脳の片側への著しい偏りであって、必ずしも片側による全面的制御ではない。また、側性化はすべての人に同じように起こるわけではない。たとえば、左利きの人のなかには、脳の右側に言語の側性化が見られる人もわずかながらいる。また、それより多くの左利きの人と、少数の右利きの人は、側性化の度合いが平均よりも低い。つまり、言語能力が両脳半球間でより等しく分けられている。

側性化は他人の手症候群とどんな関係があるのだろうか？　まず、左半球ではふたつの重要なものが側性化される。言語と、体の右側の手足の制御だ。実際、手と腕と脚の制御は、人間の脳で最も側性化された機能かもしれない。運動皮質から脊柱を下って手足を制御するすべての神経線維のうち九〇パーセント近くが、身体の中線を横断して反対側の筋肉を制御する。つまり、左の運動皮質が右手を、右の運動皮質が左手を制御するのだ。

それはいささか奇妙に感じられるかもしれない。結局のところ、運動皮質が体の反対側を制御する利点は何なのだろう？　その答えとして最も合理的な仮説を提起したのが、ノーベル賞を受賞した神経生理学者、ラモン・イ・カハールだ。カハールは一八九八年に、交叉した運動線維の組織は視覚路（第七章参照）の側性化に関連していると主張した。具体的には、進化の面で、そうした交叉が闘争・逃走状況、ことに逃走にかかわる状況で生き延びるための有利な条件になるというのだ。

カハールの仮説をわかりやすく説明するために、次のようなシナリオを考えてみよう。あなたは生存者キャンプを警備する見張り役として森のなかで身をかがめている。突然、ひとりのゾンビが茂みからあなたの左方へ飛び出してくる。人間の視覚路は、左の視野が脳の右側で情報処理されるように交叉していることを思い出してほしい（第七章）。つまり、脳の右半球がゾンビを先に見ることになるから、右半球は起こりうる脅威の情報を処理するのに有利な立場にある。左半球は、右半球が多くの視覚情報処理を行なうのを待たねばならず、その後でようやく、ゾンビが向かってきていることを「知る」。

このとき、明らかに最善の行動は、ゾンビをよけて右方に飛びのくことだ。さて、カハールの説によれば、もしあなたが魚ならば、左方の捕食者から逃げる最速の方法は、体の右側の筋肉を収縮させることだ。そうすれば、敵をよけて逆の方向（右）に泳ぎ出すことができる。だが、あなたは魚ではない。人間であり、いま現在、左方から向かってくるゾンビに襲われかけている。あなたは身をかがめているから、ゾンビをよけるためには左の腕と脚を使って飛びのかなくてはいけない。ここで、脳の配線パターンが異なる二種類の自分を考えてみよう。**同側**型の場合、右半球の運動皮質が右腕と右脚を制御する。**対側**型の場合は、交叉した正常な組織をもつため、左の運動皮質が右腕と右脚を制御する。

さて、もしもあなたが先ほどの魚ならば、同側型（右半球が体の右側の筋肉に指示を与える）組織を望むだろう。そのほうがすばやく捕食者から逃れられる。しかし、襲ってくる敵を人間がよけるためには、同側型の場合、右半球からの視覚信号が**脳梁**《のうりょう》と呼ばれる軸索の束を通って脳の左側へわたるのを待たなければいけない。脳梁は、ふたつの半球皮質をたがいに結びつける最も大きな神経の束だ。半球同士は隣接しているものの、ニューロンの空間においてはかなりの長距離を移動することになり、片方の半球からもう一方の半球へ情報を伝えるために貴重な何十ミリ秒かを費やしてしまう。生ける屍から逃れようとする際は、一ミリ秒たりとも無駄にできない。

逆に、対側型であれば有利になる。左の手足を使って飛びのくには、襲撃者を最初に「見る」のと同じ半球で手足を制御するほうが速い。このシナリオが何千年におよぶ進化のあいだに繰り返されれば、対側型の人間が生き延びる可能性が高くなる。

以上が、カハールの説の要約だ。もちろん、彼があげた例には人間の進化上の先祖である四本足の生物が含まれ、ゾンビは含まれないが、考え方はわかってもらえるだろう。

他人の手症候群に戻ろう。この症候群は、意識的な言語処理と運動制御が側性化されているために起こると述べた。脳梁が分断されたりして、ふたつの半球がたがいに話す能力が損なわれた場合に発症することが多い。そうした分断は、発作性疾患の治療など、医療が原因で起こることもある。運動の計画領域と制御領域を結びつける脳梁線維が分脳手術で切断されると、それぞれの大脳皮質運動野は、もう一方が何をしているかわからなくなる。突如として、どちらも独立したシステムとなるのだ。

言語は左半球に側性化しているため、分離脳の患者の場合、意識的な言語能力はもはや右半球へ送られていない（前述の側性化が逆転した珍しい症例でも、同じことがいえる）。

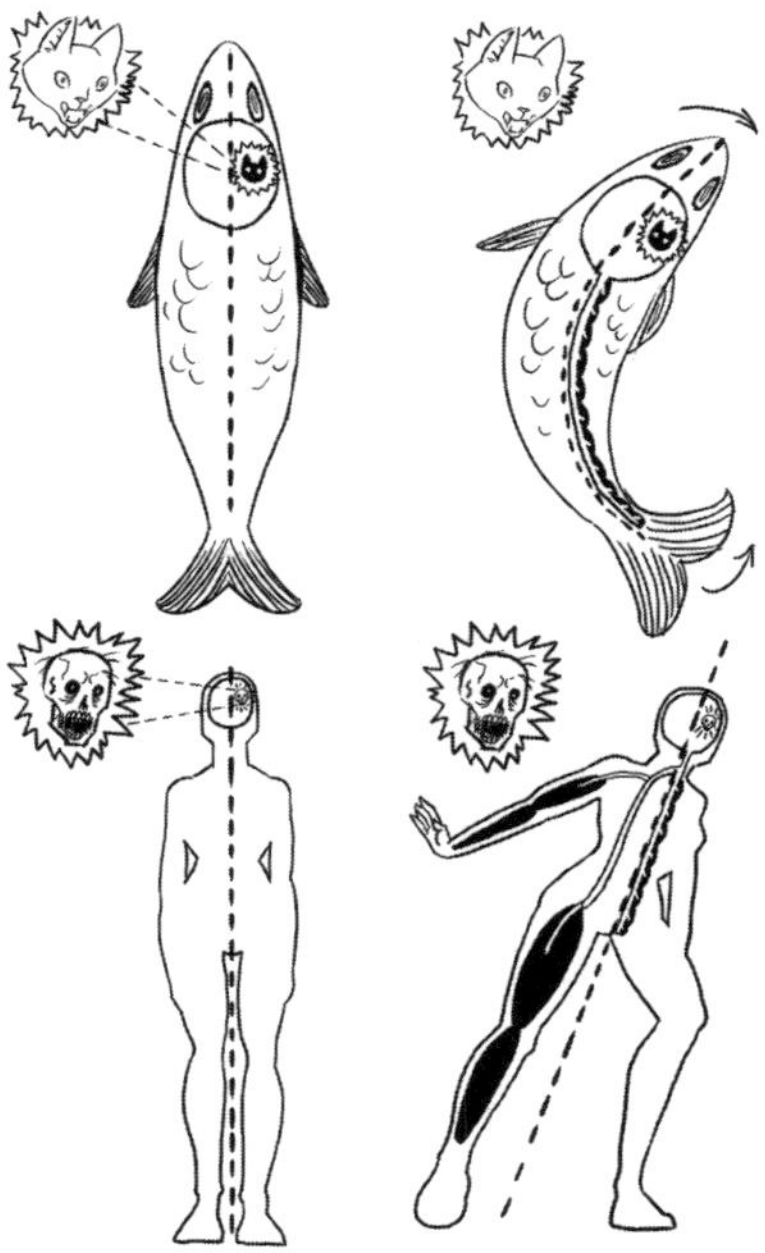

図9.1　人間の手足が脳の対側(反対側)によって制御される理由についてのラモン・イ・カハールの仮説。一方から捕食者が来るのを見ると、まず反対側の脳半球がそうした視覚信号を処理する。魚のように腕や脚のない動物は、猫などの捕食者を最初に見る視覚の脳半球と同じ側の腹筋を収縮させることで、より効率よく捕食者を避けることができる。それゆえ、その筋肉は脳内で同側(体の同じ側)的に制御される。人間のように腕と脚のある動物は、体の反対側の腕と脚を突き出すことにより、ゾンビのような捕食者をより効率的に避けられる。それゆえ、腕と脚の筋肉は対側的に制御される。(以下に掲載された図2に基づく。Serge Vulliemoz, Olivier Raineteau, and Denis Jabaudon, "Reaching beyond the midline: Why are human brains cross wired?" Lancet Neurology 4.2 [2005]: 87-99.)

たとえば皿をしまおうとするなど、患者が意識的に何かをしようと決めたとき、「こうしたい」という意識の内なる声は左半球で処理されるものの、右半球で「聞かれる」ことはない。その行動を実行するのは左半球の運動皮質、すなわち右手を制御する部位だ。だが、右半球も何かしようと考えている。たとえば「あの皿は汚れているようだから、洗い直さなくてはいけないだろう」と考えるかもしれない。だが、その考えは左半球の言語領域に位置する言語的認知によっては処理されない。右半球は左半球に直接話しかけることができないからだ。この場合、右半球は制御できる左手を使って皿を片づけようとする。だが、左半球の言語をつかさどる部位からすると、右半球が決めたことを知らないため、左手自身が意思をもって動いているかのように見えてしまう。

こうして、いわゆる**脳梁他人の手症候群**（脳梁の損傷に起因するタイプの他人の手症候群）は、一種の切断症候群と考えられる。左半球は右半球がしていることを知らないため、左右の腕と手によって制御合戦が繰り広げられるのだ。

●●

アッシュの死霊にとりつかれた手との闘いからは、ゾンビ病について新たな知見が得られる。アッシュは手がもはや自分のものではなく、死んで腐敗しつつあり、自分に危害を加えようとしていることをたしかに認識している。手が独立した存在であるかのように話しかけさえする。だが、コタール妄想の典型的な症状を呈する患者とは異なり、アッシュは自分自身が死んでいるとか、腐敗の途中でなぜかよみがえった死体だなどとは思ってはいない。ただ、手がとんでもない動きをするから始末する必要があると考えているだけだ。

実は、アッシュがたちの悪い他人の手症候群に不意にかかったことを示す根拠はふたつある。自分の手との壮絶な闘いの場面を通じて、アッシュは手の振る舞いに驚き、憤っている。手はまるでそれ自身が頭脳をもつかのように、アッシュの意識的な制御とは無関係に動く。また、制御できなくなるのは片手だけであり、両手ではないことも見てとれる。こうして片側だけ自由意志を欠くのは、他人の手症候群に特有の症状だ。

さて、こうした観察を通じ、アッシュの脳に関してさらにいくつかの興味深い事柄がわかる。第一に、彼が制御できなくなるのは右手だ。ということは、意識的な言語処理に関し、逆の側性化がアッシュの脳内で起きている可能性も考えられる。要するに、彼の右手は言語的・意識的制御を受けずに動いているが、それは典型的な他人の手症候群では左手に起こりがちな症状だ。そのため、アッシュの脳の右半球（左のまともなほうの手を制御している）が言語面を支配する側であるように思える。第二に、アッシュの脳の左半球は厄介ものだ。放っておけば暴力的になり、体に危害を加える。アッシュは実はあまりいい人ではないのかもしれない。

率直にいうと、アッシュが手と格闘するのは、ゾンビ話の典型的なシナリオとはいえない。この例を引いた映画『死霊のはらわた』シリーズでは、ゾンビたちは『エクソシスト』のリーガンと同じく悪霊にとりつかれている様子で、本来の歩く屍という姿ではない。だが、より古典的な型のゾンビにも、体の制御を失うそうした病気の徴候が見られる。たとえば『ウォーム・ボディーズ』では、ゾンビという存在が一人称の視点で語られる。主人公Rは自分の状態をきちんと認識し、自分が歩く屍にすぎないと確信している。ところが、人間の娘に恋心を抱きはじめたとたん、分離の感覚が徐々に薄れ、やがて自分が生き返りつつあるように感じる。この映画は、正確にはゾンビ映画ではなく(感染末期の歩く骸骨は別として)、伝染によるコタール妄想の集団発生と、他者との触れ合いを取り戻すことによる治癒の例を描いているともいえる。

『バタリアン』に登場するタールマンの思考を一人称の視点から見ることさえできれば、ゾンビ化が純粋に精神医学的な性質のものかどうかわかるはずだ。私たちは神経科学者として、そうでないことを願っている。

第一〇章

生ける屍の心に輝く永遠の陽光

「うしろにしか働かないなんて、貧弱な記憶だね」
ルイス・キャロル著『鏡の国のアリス』より、白の女王がアリスにいう台詞

映画『ランド・オブ・ザ・デッド』（二〇〇五年）の登場人物のなかでも有名なのが「ビッグ・ダディ」と愛称をつけられたゾンビだ。ゾンビたちの「覚醒」の最中に、このおぼつかない足取りで歩くガソリンスタンドの元店員は、フルサービスを指示する耳慣れたベルの音を聞く。彼はのろのろ、ぎくしゃくとポンプに向かい、ノズルをハンドルから外し、戸惑った顔で振り返る。言葉は発しないが、表情がすべてを物語る。「俺、手にこんなものをもって何をしているんだ？　なんでまたここに来ちまったんだ？」

ベルの音で、ガソリンスタンドの店員だった前世の仕事の習慣を思い出したものの、ほんの数秒後には何をしているか忘れてしまったらしい。ここでは興味深いふたつの行動が目につく。あるきっかけにより、身にしみついた習慣が自動的によみがえること、そして、わずかな時間でそれを忘れてしまうことだ。

あるいは、これと似たもっと滑稽な別の例を『ショーン・オブ・ザ・デッド』の終わり近くから引いてみよう。ショーンはそっと裏庭の小屋に行き、親友のエドとビデオゲームをする。エドはいまやゾンビ化しているにもかかわらず、生前のビデオゲームで遊ぶ習慣が抜けきっていない。ショーンとゾンビのエドは、どちらもコントローラーを握り、ぼうっとテレビ画面を見つめる。妙に慣れた様子――はっきり覚えているというより、体が覚えているといった様子で。

それらの映画で、ビッグ・ダディとゾンビのエドはゾンビ化により明らかに変身し、いずれも怪物と化した。それでも、生ける屍たちは群れをなして、ショッピングモールや教会といったゾンビ以前の過去の記憶にある場所に押し寄せる。ゾンビは、人間が身を隠すと、わずか数秒でその人間のことを忘れて別の餌食を探しに行くにもかかわらず、前世の影をいくらか記憶にとどめているようだ。本章では、それがどういうことか、なぜそうなるのかを探る。脳について私たちが知っていることを活かせば、そんな事態を説明できるだろうか。

意外にも、それができるのだ。

記憶とはかくも気まぐれなもの

何かを覚えているというのは、どういうことだろう？　夜の闇にまぎれてうろつく怪物が自分を待ち構えているかもしれないと最初に感じたときの恐怖を覚えていることに、どんな意味があるのだろう？　紆余曲折を経てきた長い進化の歴史が進化上の利点として記憶を選択し、人間に授けたのはなぜだろう？

記憶は複雑なもので、多くの部分からなる。記憶とは覚えていることにかかわる多様な状態を網羅する包括的な用語だ。シナプスを囲む分子のミリ秒単位の変化から人類史の千年単位《ミレニアム》の記録まで、また、明確に覚えている事実から、新たな技能を徐々に習得する過程での認知の微妙な変化までが含まれる。

一般に記憶が形成される過程は三つの段階を経る。最初に**符号化段階**というものがあり、感覚情報（あるいは記憶する必要のある情報）を、脳が理解できる形に置き換える。たとえば、追いかけてくる化け物の顔を見たとき、脳はまず目から入ってきた視覚信号を処理し、そして、その信号を殺人ゾンビと認識しなくてはいけない。次に、**固定化段**

階がある。脳が必要な形の情報をひとたび得ると、その情報は一定期間用の保管場所にしまい込まれる[1]。この状態になると、もうそのことは考えないのがふつうだが、その情報にアクセスすることはできる。最後に**検索段階**がある。固定化のあと、貯蔵した記憶のどれかを検索して、特定のゾンビを前に見たことがあるかがたしかめられる。

記憶というテーマには多くのニュアンスが含まれる。なぜなら、人間は多くの異なるタイプの記憶をもつからだ。記憶が**顕在記憶**の場合、それは覚えた情報に自由にアクセスできるということだ。たとえば、生年月日とか、親友が生ける屍になる前の髪の色といった情報である。いっぽう、記憶が簡単に言語化されない場合や、覚えたという認識が必ずしもない場合もある。そのような記憶は**潜在記憶**だ。たとえば、私たちは練習すればゾンビの頭を撃ち抜くのがうまくなるかもしれないが、だからといって他人に伝授できるような新しい技術を習得したわけではないし、上達の秘訣を人に明確に教えることもできない。

お察しのとおり、記憶という概念は、さまざまな頭をもつきわめて扱いにくい獣のようなものだ。

何十億年ものあいだ、生命はほとんど記憶をもたない存在でしかなく、せいぜい体内の化学信号のちょっとした変化を頼りに栄養源に近づいたり、毒素から遠ざかったりするだけだった。時と共に、化学物質や光を感知する基本的システムが進化する。より長い記憶――おそらく豊富な食物源がある場所を覚えていられるくらいの長さ――をもつ生物は、進化の上で有利だった。やがて、記憶が働く時間尺度が長くなっていく。数分ほどの短時間のみ機能する記憶に代わり、動物たちはある種の体験貯蔵システムを進化させ、情報を長期記憶に移して、必要なときに自由に想起できるようになった。この進化によって、動物は生物としての寿命がつづくあいだずっと記憶を保持できるようになったと、一般に考えられている。

ところが、記憶はそこで止まらなかった。言語によって人間同士のコミュニケーションが可能になったおかげで、ヒトという霊長類はひとり分の寿命に限られていた記憶の限界をついに超えた。文字と文化によって記憶は永続性を大いに増し、口頭で知識を伝達する必要もなくなり、記憶の忠実度は向上した。そうした記憶のタイプの違いについて、まずはあなた自身の記憶を例に考えてみよう。

顕在記憶も短期（作業）記憶も、前頭葉の少なくともふたつの主要な脳領域に依存している。**前頭前皮質**と、大脳基底核だ[2]。短期間の記憶を形成するための前頭前皮質と大脳基底核の協調に関する最近の学説によれば、この記憶機能は運動皮質（やはり前頭葉にある。第三章参照）による運動出力を大脳基底核が制御する働きを反映するというから、うまくできている。作業記憶については、大脳基底核が門の役割も果たし、どの情報を前頭前皮質に「入れて」記憶させるかを判断しているというのが私たちの考えだ。

[1] どのくらいの期間か、疑問に感じるかもしれない。それがわかれば、ノーベル賞ものだ。残念ながら、はっきりわからない。

[2] 大脳基底核は、実は脳のさまざまな部位の集合体だが、ここでは深入りしないでおこう。

よって、大脳基底核は作業記憶の「用心棒」とみなすことができる。

前頭前皮質と大脳基底核が作業記憶に決定的な役割を果たすことが、脳撮像や動物の研究をはじめ、複数の系統だった根拠によって知られている。たとえば、前頭前皮質か大脳基底核に損傷や障害がある人や動物は、短い期間ものを覚えていることが苦手になる。もっとも、気が散ったり、単純に負担がかかりすぎたりといった原因でそれらの脳領域が占拠されても、同じことが起こりうる。作業記憶の不具合は、日常生活を送る上で妨げになりがちだ。店で買わなくてはいけない五つの品物や、銃に弾が何発残っているかを覚えられなくなるからだ。そうなったときは、気が散りやすいのは前頭前皮質のせいだし、無用な注意散漫を防ぐという仕事を大脳基底核が怠けているのだということを思い出そう！

前頭前皮質と大脳基底核は作業記憶にかかわっていると述べたが、それだけをしているわけではない。注意、目標の計画、問題解決といった複雑な認知機能のかなり多くが、これらふたつの領域の効率的な働きに依存している。そのため、神経科学者たちはそれらを一括して**実行機能**と呼び、注意、作業記憶、計画、目標設定といったさまざまな高度な認知プロセスを表わす総称とした。

実行機能は、前頭前皮質や大脳基底核にかかわりのある機能の例にもれず、きわめて気まぐれであることがわかっている。脳の特定の部位に明らかな物理的損傷を受ける

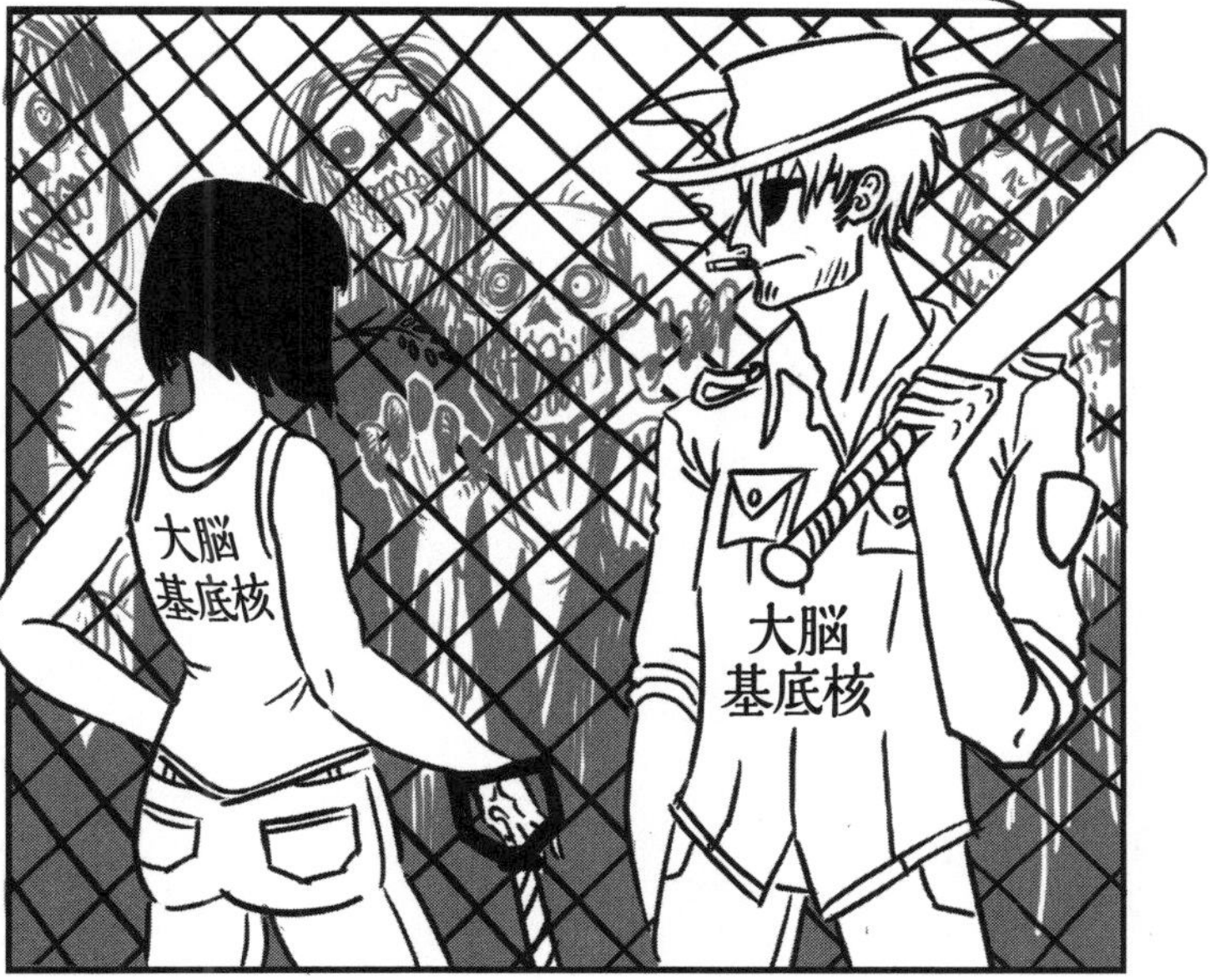

図10.1　大脳基底核は前頭前皮質の「用心棒」と呼ばれ、前頭前皮質にどの情報を入れてさらに処理するかを取捨選択する門番の働きをする。たとえば、この人間たちがどのゾンビをフェンス内に通すか、あるいは通さないかを決めるようなものだ。

と、(一次皮質が損傷を受けた場合に起こる感覚・運動障害と同様に)実行機能が損なわれるが、ストレスや注意散漫といったささいなことによってさえ、作業記憶と実行機能は損なわれる場合がある。だとすれば、歩く屍から逃げることほど大きなストレスがあるだろうか? ストレスにさらされて目の前の仕事に注意が向かないとき、明瞭な記憶を形成するのは難しくなる。

とはいえ、記憶は非常に複雑なもので、未解明の事柄だらけであることを忘れてはならない。作業記憶は背外側前頭前皮質と大脳基底核に決定的に依存しているいっぽう、作業記憶が「発生」する場所も貯蔵される場所も、必ずしも一ヵ所とは限らない。つまり、作業記憶はそれらの部位だけに制御される単一の認知プロセスではなく、脳内の多数の部位間のきめ細かいコミュニケーションを必要とする。

科学用語では、作業記憶は「分散処理」だといわれる。これは基本的には、作業記憶能力を制御するのは単一の脳領域ではないという意味だ。そうではない多くの領域が、「作業記憶」という用語でひとくくりにされる多くの小さな事柄を処理している。

だが、それでは、作業記憶を評価していつ障害が生じたかを判断するには、どうすればいいのだろう?

◉n-バック課題◉

そのための（多数の）方法のひとつとしておなじみなのが、n-バック課題という連続記憶テストを使う方法だ[3]。このテストの最も単純な問題（ゼロ-バック）では、被験者は一連の画像を見せられたうえで、そのうちの一種類が「標的」だと教えられ、標的を見るたびにボタンを押す（「撃つ」）よう指示される。標的がゾンビの画像だとしよう。現れる一連の画像に対する反応は、以下のようになるだろう。

- 〈木〉――――無視。
- 〈家〉――――無視。
- 〈ゾンビ〉――撃つ！
- 〈子猫〉――――無視。

簡単ではないか？　ゼロ-バックは記憶を本当にテストするものではない。だが、次はもう少し難しくすることができる。1-バック課題では「標的」は事前に決められていない。その代わり、ひとつ前に見たものがまた現れたら反応する必要がある。何かが

[3] n-バック課題では「作業記憶」そのものは測れないと主張する人びともいることに留意してほしい（Kane et al. 2007）。そのことから明らかになるのは、神経科学より歴史の古い心理学から私たちが多くの概念を借りているために、認知の研究がいかに難しくなっているかだ。作業記憶は一般的な心理学上の概念としては問題ないが、ほかのいくつかの構成要素に包含されるかもしれないし、複数の神経系と重複するようでもある。重要なのは、高度な認知機能を解明するのは、ごく控えめにいっても、一筋縄ではいかないということだ。

二回つづけて現れたら、それが二度目に現れたとき反応するのだ。

- 〈木〉――――無視。
- 〈家〉――――無視。
- 〈ゾンビ〉――無視。
- 〈ゾンビ〉――撃つ！

課題が2‐バックになるあたりから、つまずきがはじまりそうだ。今度は、きっちりふたつ前に現れたものにだけ反応しなくてはいけない。つまり、見たものすべてを順番に記憶し、矢継ぎ早に現れては消える画像のリストを頭のなかで更新しつづける必要がある。

- 〈木〉――――無視。
- 〈猫〉――――無視。
- 〈ゾンビ〉――無視。
- 〈猫〉――――撃つ！
- 〈ゾンビ〉――撃つ！

●〈木〉――――無視。
●〈ゾンビ〉――撃つ！

この例では、二度目の猫のふたつ前にも猫が現れているし、二度目と三度目のゾンビのいずれも、そのふたつ前にゾンビが現れているため、それらすべてに反応しなくてはいけない。

かわいそうな猫。

n-バック課題の*n*が3になると、三つ前に見たものすべてに反応しなければならず、失敗の可能性がかなり高まる。それでも、作業記憶がよいほどさかのぼって覚えられるものの数が増え、正しい判断ができる。

n-バック課題は、作業記憶をテストする多数の方法のひとつにすぎない。作業記憶は、脳が認知のほかの部分とは別に行なうプロセスではないことを思い出してほしい。どうやら、ほかのあらゆる種類の思考プロセスと一体化しているようなのだ。感覚情報の作業記憶がある。言語の作業記憶がある。ものの情報の作業記憶がある。最も重要なのは、それらすべてが、むしろそれぞれ独自に発生するように見えることだ。少なくともある時点までは、そう見える。

作業記憶に関してひとつ興味深いのは、衰弱しやすいことだ。ほかの認知機能は、一日を通して一定の水準をかなり維持しているように見える。人間の色覚が気分に左右されることはなさそうだ。運動計画は、飲酒したり、疲れ果てたり、体力が衰えたりといった理由がないかぎり、さほどひどく損なわれない。

だが、作業記憶は変動が激しく、ストレスや何かに気をとられることにより、かなり弱まることがある。なぜそうなるかは解明されていないものの、神経科学者と心理学者の予想によれば、複合的な認知のさまざまな部分――作業記憶、注意、気が散ること、その他いろいろ――のすべてが完全に別個のプロセスではなく、神経資源を共有しているという考え方ができそうだ。そう考えると、ひとつの認知資源に対する要求が増えれば、別の共有資源に負担がかかることになる。したがって、ゾンビの群れに追いかけられる（気を散らすものであり、またストレスでもある）ことで、作業記憶の機能は低下すると考えられる。この共通資源説[4]には興味深い副産物がひとつある。注意欠陥多動性障害（ＡＤＨＤ）の治療に使われる薬をはじめ、注意力を増すとされている薬が、認知増強薬（「頭のよくなる薬《スマートドラッグ》」「向知性薬」とも呼ばれる）としても使えるかが検証されているのだ。

映画『リミットレス』（二〇一一年）でブラッドリー・クーパーが演じた男が小さな透明の錠剤を飲んだあと、どうなったかを考えてみよう。彼は突然、思考が冴え、記憶力が増し、周囲の世界のささいで細々したことに気づくようになる。そんな夢のような薬ならきっと、あらゆる実行制御を統率するこの共通の基礎的メカニズムにきくにちがいない。誰もが天才になるほどではないにしても、考え方はわかってもらえるはずだ。

長期記憶を「長期」にする

ここまで、記憶をほんの短い期間保持することについて述べてきた。そのような短期記憶はどうやって長期記憶になるのだろう？　ゾンビ大発生までは銃を発砲したこともなかったあなたが、いまや自分の拳銃、グロック22に弾が何発入っているかまで正確にいえるのは、どういうことだろう？　そして、なぜ長期記憶は重要なのだろう？

作業記憶はまさにその性質ゆえに、「作業」が必要な情報のみにかかわり、この先何十年もつづく記憶にはならない。だが、人が「記憶」があるというとき、それはふつう、作業記憶の期間を超えた昔の出来事についての情報を思い出すという意味だ。その種の記憶を長期記憶と呼ぶ。

長期記憶のおかげで認知資源に余裕ができるため、私たちは知っていることのすべてをいっぺんに作業記憶に保存しなくてもすむようになる。これは大切なことだ。なぜなら、ゾンビと遭遇するたびに、それを新たな経験として学習する代わりに、ひとつの経

[4] 認知のさまざまな側面間の相互作用に関してはいくつかの異なる説があり、共有資源モデルはそのひとつにすぎないことに留意してほしい(Barrouillet et al. 2004)。だが、結局のところ、行動的影響——ひとつの認知システムに課せられた要求が別のシステムにもおよぶ可能性があること——ははっきりしている。

験を一般化し、その経験の記憶を将来の行動の指針として利用できるからである。つまり、たったひとりのゾンビを見るか、あるいは友人からゾンビについて聞くことにより、そうした不死の悪鬼は恐ろしく避けるべきものだということを学習できるのだ。

作業記憶が脳内で符号化（転換・貯蔵のことを神経科学ではこう呼ぶ）されて長期記憶となる過程の詳細はまだわかっていないものの、そのためにどの神経系が必要とされるかについては、わかっていることが多い[5]。驚くべきことに、長期記憶の符号化について最初にわかったことの大半は、たったひとりの患者、ヘンリー・グスタフ・モレゾン（以前は、たんに「HM」の名で知られていた）の不幸な症例から得られた。

モレゾン氏について全ページを費やした本は何冊も書かれているので、彼の生涯と体験についてここで深入りするのはやめておく（彼の物語の優れた要約として、スザンヌ・コーキン著『ぼくは物覚えが悪い』を参照されたい。長年彼と密接にかかわった卓越した神経科学者の体験に基づく著作である）。

モレゾン氏はティーンエイジャー期に難治性のてんかんを発症し、どんな抗てんかん薬でも抑えられない激しい発作を繰り返した。発作が起こりはじめた一四歳の頃は、小発作（すべての認知能力を短時間失い、数分間虚空を見つめる）を一日に一〇回、大発作（抑えることのできない激しいけいれん）を週に一回起こしていた。二〇代に入る頃には、大発作を一日に一回以上起こすようになっていた。

てんかんの発作は、脳のどこかでニューロンの大きな集団の活動量が異常に多くなった結果として起こる。基本的に、ニューロンは活動電位の発火を繰り返しスタートさせるものだ。当然ながら、正常で健康なニューロンはつねに活発に発火している。だが、発作時の行動が激しくなる原因は、そうした発火の総量と、この過活動の波が脳全体に広がることにある。大発作では、この大量の神経発火が脳の大半を支配し、活動が低下するまで、正常な神経機能は停止する。健康なニューロンの電気活動が海のふつうの波だとすれば、てんかん性活動は巨大な津波だともいえる。

さて、てんかん患者では、そうした津波のような活動を開始させる特定のニューロングループが脳内にあるのがふつうだ。モレゾン氏のような重症の場合、外科医はこの波を引き起こす細胞を含む組織を除去するために、数週間にわたりいくつもの段階を経る込み入った外科手術を選ぶことがある。外科医はまず、てんかん性活動が脳のどこで起きているか、おおよその見当をつける。ふつう、これは頭皮につけた脳波用電極を使って行なわれるが、皮質脳波記録という方法を利用して脳にグリッド電極を直接設置する場合もある。てんかん病巣がいったん特定されれば、外科医はそのニューロンを物理的に除去する。すなわち、脳の一部を外科的に切除する。

モレゾン氏の担当医たちはこの患者のてんかん性活動の発生部位を突き止めてはいなかったが、発作が発生するのは一般に脳の側頭葉内側部（**内側**《ないそく》は中心近くの意）と呼ばれ

[5] 記憶の固定化の力学と仕組みに関しては、心理学に山ほどの知見があることを指摘しておくべきだろう。ただ、記憶の固定化が脳内でどのように起こるかが未解明ということだ。

る部位であることが、少し前から知られていた。側頭葉は基本的に耳のすぐ上にあり、海馬、扁桃体、聴覚皮質、紡錘状回など、多くの部位を含む。

モレゾン氏は発作があまりに激しかったため、てんかん性組織のもとと考えられる部分の最大限の切除を目指す、高度に実験的な手術を受けることを選んだ。この手術は一九五三年八月二五日に行なわれ、発作が二度と起きないように、左右両方の海馬と共に、扁桃体（第一章と第四章で既述）を部分的に切除した。

ともかく、発作が完全になくなりはしなかったが減ったという意味では、手術は成功した。ところが、その時点で医師たちは気づかなかったが、この手術は意図せぬ結果によってモレゾン氏の人生を永久に変えてしまった。彼は長期記憶を新たに形成できなくなったのだ。作業記憶には何の影響もなかった。たったいま経験したことは、きわめてはっきりと思い出せる。それなのに、そうした記憶を、一度に数分以上保つことができなくなってしまった。

さて、記憶を保持あるいは想起できなくなることを**健忘症**（amnesia）と呼ぶ。amnesia は古ギリシア語で「もの忘れ」を意味する。この症状に関係する能力は、実はひとつに限らない。モレゾン氏の場合は、手術後に**前向性健忘**（anterograde amnesia）というタイプの健忘症を発症した。anterograde は未来を指すという意味なので、前向性健忘は、未来のこと、これから経験することを忘れるという意味になる。これは**逆向**

性健忘（retrograde amnesia）と対比した言葉だ。逆向性健忘は、ある特定の出来事の前に起きたことを忘れるが、その後のことははっきり覚えているという事態を表わす。逆向性健忘は、脚色過剰のメロドラマに見られる健忘症だ——何者かに頭を殴られた女性が、自分が誰かわからなくなり、ラテン系の新しい恋人と駆け落ちし、その後、ストーリーを新たに展開させるのにちょうどいいタイミングで、自分の名前と過去を思い出す。けれども、現実の逆向性健忘ははるかに悲劇的で深刻だ。

前向性健忘を抱える人は、健忘症の引き金となるなんらかの出来事のあと、長期記憶を新たに形成する能力を失う。モレゾン氏の場合、その出来事が外科手術だった。だが、前向性健忘では、健忘症を引き起こす脳への損傷の前に固定化された記憶は、まるで昨日の出来事のように鮮明に保たれる。映画『メメント』（クリストファー・ノーラン監督、二〇〇一年）を観れば、その症状がよくわかるだろう。レナード（ガイ・ピアース）は前向性健忘をとてもうまく演じていた（ただし……〈ネタバレ注意！〉……刺青と連続殺人はいただけない）。

モレゾン氏の場合はまれなケースだ。純然たる前向性健忘は、さほど頻繁に起こるものではない。なぜなら、脳の両側のきわめて特殊な回路に左右対称な損傷を受けた場合にのみ起こるからで、ふつうは海馬にとくに損傷を与える**低酸素症**（酸素欠乏）の患者にしか起こらない。また、重度のビタミン不足が記憶喪失と前向性健忘を引き起こすケースもまれにある。これは、海馬ときわめて密接なつながりがある脳内の部位、乳頭体がチアミン(ビタミンB1)不足の影響を受けやすいためだ。拒食症や慢性アルコール依存症といったビタミンB1の不足を引き起こす疾患によってこの必須栄養素が乳頭体で欠乏すると、やがて脳の左右両側で乳頭体が機能しなくなる。この乳頭体の変性がヴェルニッケ・コルサコフ症候群と呼ばれる病気の目印であり[6]、記憶障害を特徴とするが、その原因は、海馬の働きを制御する乳頭体の役割にあると考えられている。

モレゾン氏の例できわめて特異なのは、外科手術の結果、左右両方の側頭葉内側部を完全に失ったことと、さらに重要な点として、手術直後から認知能力にきわめて明白で確実に認められる変化が現れたことだ。術後に回復した日から亡くなるその日まで、モレゾン氏は経験した出来事も、目にするものも、ほとんど覚えられなくなった。奇妙なことに、術後に新しく覚えられたこともいくつかあった。ハワード・コウセルがスポーツキャスターであることを覚えたし、一九七〇年代の連続テレビドラマ『オール・イン・ザ・ファミリー』の主人公、アーチー・バンカーの義理の息子の名前も覚えた。だが、モレゾン氏はそれらの人物が誰かはわかったものの、彼らをどうやって知ったかとか、彼らの特徴(どんな容姿か、どんな性格か、など)については、何もいえなかった。

このように、左右両方の側頭葉内側部を切除されたモレゾン氏は、一九五三年の手術当日から二〇〇八年に亡くなる日まで、新しい顕在記憶を何ひとつ頭に入れることができなかったのだ。

ゾンビ・アポカリプスの世界では技能がものをいう

本章前半で作業記憶に関して論じたが、記憶という概念の信じがたいほどの複雑怪奇さが腑に落ちなかったなら、こんなふうに考えてみてほしい。モレゾン氏のように前向性健忘に陥った人でも、実はある種の記憶を形成できる。そう、モレゾン氏はしじゅう新しいことを覚えつづけた。だが、それらは記憶のタイプのひとつ、**手続記憶**にすぎなかった。

記憶が「顕在」(意識的に想起できる)と「潜在」(無意識)に大きく分けられることはすでに述べた。手続記憶は一種の潜在記憶であり、ある種の習慣——練習の結果、ほとんど自動的にできるようになる行動——を例に説明するのが最もわかりやすい。たとえば、自転車の乗り方、ピアノソナタの演奏、時速五マイルの横風を計算に入れつつ遠くを歩くゾンビの頭をクロスボウの矢で狙うことなどだ。それらの一つひとつができたとしても、そのやり方を説明するのは難しい。

ゾンビ・アポカリプスの世界にいる自分を想像してみよう。あなたは最初の数日をど

[6] そう、第6章で触れた、あのヴェルニッケのことだ! まったく、たいへんな量の仕事をした人だった。

うにか切り抜け、やっとの思いで生き延びた。たまたま拳銃（前述したグロック22）を手に入れたものの、それまで一度も使ったことがなく、最初はおっかなびっくりだった。銃の掃除法も知らなかった。再装弾の仕方も知らなかった。反動に対処する術も知らなかった。それに触れるたびに緊張し、動きの一つひとつに極度に集中した。照準がどこに合っているか、どう構えるかなどを懸命に考えなくてはならなかった。

だが、一年経ったいまでは、暗闇のなかで、見なくても銃の掃除ができる。軽くジョギングしながら、足がのろいゾンビの頭に弾を命中させることさえできる。そうしたすべてを、深く考えずにやってのけられる。その銃はいまでは手の一部となっている。このように、動きの一つひとつを考えすぎる段階から習慣的な行動にいたる過程が、手続記憶の核心だ。

新しい動きを学習するそうした能力は**技能学習**として知られているが、それをつかさどるのは前に述べた一連の脳領域、すなわち大脳基底核だ。

「ちょっと待って！」と、あなたは叫んだかもしれない。「最初、大脳基底核のニューロンが運動にとって重要だといい、それから、それが作業記憶にとって重要だといい、今度はそれが新しい手続記憶の作成を担っているという。大脳基底核がそれらを全部やっているっていいたいわけ？」

そのとおり。私たちがいいたいのは、まさにそれだ。

大脳基底核に損傷を受けた患者に見られる多くの問題のうち、つねに存在するひとつの問題が、込み入った手続きを伴う新たな技能を学習する能力に関するものだ。たとえば、パーキンソン病の患者は、ピアノでメロディを覚えるときのような連続した指の動きを覚えるのが難しい。その動きを実行するのは必ずしも難しくないのだが、何日も、あるいは何週間も練習したところで、パーキンソン病の患者は健康な大脳基底核をもつ人ほど動作がスムーズにはならないようだ。

そうした調査結果から研究者たちは、新しい手続き型技能の学習が大脳基底核の機能のひとつだと考えるようになっている。大脳基底核が運動実行と意思決定にもかかわるという事実は、脳の奥深くに位置するこの小さな領域が、そうした能力すべてにとって何か根本的な働きをしていることを示す。したがって、大脳基底核が手続き学習や、運動の制御や、実行の意思決定を「行なう」と推測するのは不正確かもしれない。そうではなく、大脳基底核がきわめて基本的で核心的な働きをするため、その機能が損なわれたときには、ほかのあらゆる機能に影響がおよぶということなのだ。

すでに述べたとおり、記憶というものは実にややこしい。

パペッツの回路と「フラッシュバルブ」記憶

もちろん、記憶は外界から隔絶した状態で機能しているわけではない。ある種の記憶には、特別な性質があるようだ。去年のあなたの誕生パーティーでみんなと歌った「ハッピーバースデー」の声が聞こえるような気さえするのに、その翌週にラジオでどんな曲がかかったかを思い出せないのはなぜだろう？　結婚式の日に起きたことは覚えているのに、その次の木曜日にしたことをまったく覚えていないのはなぜだろう？　ゾンビが大発生した最初の日を、あなたは覚えていられるだろうか？　もちろん、間違いなくはっきり覚えているはずだ！

そうした例のすべてに共通するのが、私たちは情動にとって重要な出来事を、退屈な日常よりもはっきり記憶するということだ。衝撃や驚きをもたらした出来事の記憶には特別な性質がある。実際、そうした種類の記憶は俗に「フラッシュバルブ（閃光）」記憶と呼ばれる。9・11の同時多発テロ、自動車事故、ハリケーン・カトリーナのような衝撃や驚きを伴う出来事と同時に生じることが多いからだ。その種の記憶は極度に鮮明で詳細だ（ただし、少しあとで触れるように、いつも正確だとは限らないことがわかっている）。

体験したときの衝撃が、なんらかの形で記憶の鮮明さを増すかのようだ。

一九三六年に解剖学者のジェームズ・パペッツは、記憶と情動のそうした結びつきに興味を抱いた。パペッツは、情動と記憶をテーマに観察した一群の行動を統一的に解釈し、脳の神経解剖学的単一モデルにまとめようと考えた。そのために、少数ながら増えつつあった神経科学の文献を調べ、フラッシュバルブ記憶が生じる際に結びつくはずの脳領域について、きわめて精巧な仮説を打ち立てた。このモデルが理論的脳神経学モデルの最初期の一例となる。

パペッツのモデルには、扁桃体のように情動にかかわる領域と、海馬のように記憶にかかわる領域と、脳深部の帯状皮質などの働きを監視すると考えられる皮質辺縁領域との一連のつながりが、きわめて具体的に示されていた。パペッツが一九三七年に書いた最初の原稿によれば、とくにそれらの領域を結びつけることを思いついたのは、観察によって、狂犬病感染の特徴が「情動、けいれん、麻痺の激烈な症状」であると共に、海馬に特有の影響をおよぼすことに気づいたからだった。これが「情動の仕組みが存在すると考えられる場所を示す重要な手がかりとなった」。

この回路はまとめて**パペッツの回路**として知られるようになる。パペッツはふたつの興味深いパターンに気づいた。ひとつめは、動物も人間も、狂犬病ウイルスに感染すると、情動が不安定になりがちであること。ふたつめは、狂犬病は海馬に加え、側頭葉および前頭葉に位置する別の領域に損傷を与えること。こうしたことから、パペッツはこれらの領域――パペッツの回路――が情動を調整する重要な役割を果たしていると結論づけるにいたる。

いまでは、回路そのものに関するパペッツの説明は、記憶と情動のつながりに関して全面的に正しいとはいえないことがわかっている。とはいえ、記憶と情動の関係の概要としては正しい。とくに、フラッシュバルブ記憶は扁桃体（恐れや怒りなどの情動を処理する）と海馬（顕在記憶を固定化する）のつながりに依存するようだ。きわめて衝撃的な出来事が起きると、扁桃体が海馬に知らせ、記憶をよりしっかりと固定させる。

ところで、そもそも、私たちはなぜフラッシュバルブ記憶を必要とするのだろう？その答えは、要するに基本的な生命の維持のためらしい。

こんなシナリオを考えてみよう。あなたは夜更けに歩いて帰宅する途中、墓場を通る。寒くて、不気味に静まり返っている。とある巨大で陰気な墓所を通りかかったとき、その壊れた入り口からゾンビが飛び出してくる。有毒な廃液につけられてなかば腐乱したそのゾンビは「脳ミソくれ～」とわめきながら襲いかかってくる。そこで、あなたの闘争・逃走反応が、脳内の扁桃体の働きも一役買って引き起こされる。あなたが賢明に「逃走」を選び、タールマンの魔の手から逃げおおせれば、その夜は生き延びられる。

さて、次に墓場をぶらつくときには、同じ墓所には絶対に近づかないようにするのが得策だ。ピッツバーグの人びとがいうように、「人をだますのは恥ずべきことだ。二度だませば、ゾンビに脳を食われる」[7]。こうして、あなたの脳は同じ間違いを二度繰り返さないために、前に経験したことを可能なかぎり詳しく保持するよう進化してきた。それゆえ、フラッシュバルブ記憶が必要となったのだ。

だが、同じことを何度も繰り返し思い出すのには、ひとつ問題がある。ある特定の記憶を想起するたびに、脳は神経回路のなかにしまい込んだ痕跡記憶から出来事を再構築する。そうした出来事を再構築するたびに、あなたは小さな間違いを犯し、その間違いが記憶そのものに付着していく。目撃したゾンビは本当は緑色のシャツを着ていたのに、赤いシャツを着ていたとうっかり思い込んでしまうかもしれない。次にそれらの出来事を思い出すときは、赤いシャツを着たゾンビが頭に浮かぶ。時が経つにつれ、そうした小さな間違いが蓄積され、記憶された出来事の真実から逸脱し、信頼度が低下したフラッシュバルブ記憶がつくられていく。それらは完全に正確な事実と感じられるかもしれないが、そうではない。それでも、おおまかな部分（たとえば、墓地でゾンビに襲われたという事実）はまだ信頼できるし、きわめて突出した出来事であるため、その体験が情動に与えた衝撃が忘れられることもない。こうして、フラッシュバルブ記憶によって私たちは基本的な情報を保持し、それによって生き延びる可能性を高めている。

脳がフラッシュバルブ記憶をつくりだす仕組みについてジェームズ・パペッツが組み

[7] わかった、わかった……ピッツバーグでそんなことをいうのはティムだけだ。

立てたモデルは、長年のあいだにずいぶん修正されてきた。すぐれたモデルの例にもれず、その価値は、検証に耐える斬新な仮説を提供したことにあったのである。

記憶が脳内でどう働くかが少しわかったところで、おなじみの生ける屍、ビッグ・ダディとエドの話にしばし戻り、彼らの行動を細かく見てみよう。ビッグ・ダディはベルの音に反応することを覚えているし、ガソリンのノズルの持ち方と使い方もちゃんと知っている（映画の後半では、ガソリン爆弾の作り方を知っていることも披露する）。エドは、親友のショーンを認識できないようなのにもかかわらず、プレイステーションのコントローラーの使い方を難なく思い出せる。いずれの場合も、（ガソリンのノズルやゲームコントローラーを使うための）手続記憶は無傷のように見える。実際、映画『ランド・オブ・ザ・デッド』ではその後、ビッグ・ダディがチアリーダーのゾンビに銃の撃ち方を教え、肉屋のゾンビに大包丁で壁を割るやり方を教える。手続的知識の記憶が損なわれていないのみならず、ゾンビたちは新たな技能も学習できるらしい。このことは、ゾンビの脳内では線条体（第三章参照）がきわめて健全なままであることを強く示唆している。その考え方は、（やはり第三章で）前述したゾンビの運動行動に関する私たちの分析と一致する。

私たちが「作業記憶」と呼んだ、さまざまなものの複雑な融合体についてはどうだろう？

まず、作業記憶の重要な特色は、数秒あるいは数分という短時間、情報を保持できる能力であることを思い出してほしい。ビッグ・ダディもゾンビのエドもやるべきことをやりつづける（ビッグ・ダディはほかのゾンビを教え、エドはビデオゲームをする）能力があるようだ。やりたいことをやりつづけるこの能力は、健全な作業記憶があることを示している。実際、ゾンビはこの点に関して、できすぎとさえいえるほどだ。私たちはゾンビの狩猟の際にそれをいつも目にしている――ゾンビはもっと気を惹くものが現れないかぎり、獲物を追いつづける。

ということは、つまり、手続的情報のような潜在記憶と短期間の作業記憶は無傷であるらしい。顕在記憶はどうだろう？

最初に問わなくてはいけないのは、「ゾンビは自分がかつて誰だったか、友人たちが以前は誰だったかを覚えているように見えるか？」ということだ。残念ながら、答えは断固たる「否」である。実際、これはゾンビを定義する決定的な特徴なのだ。ゾンビは自分がかつて誰だったか覚えていないし、生活のそのほかの面をはっきり思い出すこともできない。逆向性健忘に陥ったかのように、ゾンビとなったその瞬間から、彼らはそれ以前の意識的記憶にもはやアクセスできない。

念のためはっきりさせておくが、無意識の記憶の一部が回復することもある。たとえば、生前ショッピングモールに出かけることが好きだったなら、ぎこちなく歩きまわる不死の屍となっても、モールに行くかもしれない。だが、それは、モールの楽しかった思い出を覚えているということではない。ただ、そこに行きたいという潜在的欲求があるだけだ。

生前の顕在記憶を失うと共に、ゾンビは長期記憶の保存もできなくなるというのが私たちの見解だ。これについては第七章でも論じている。ゾンビは注意をそらされると、獲物だったものを忘れるらしい。その情報が作業記憶から消えてしまうからだ。この現象は、ビッグ・ダディの最初の登場場面で見ることができる。彼がポンプのところまで来てガソリンのノズルを持ち上げるときには、自分がなぜそこにいて、何をしているのかをすっかり忘れてしまっているようだ。ベルが鳴ってからガソリンのホースを手にするまでに、時間がかかりすぎたのだ。

神経学の文献に基づけば、このような形の前向性健忘は、海馬か乳頭体の萎縮、あるいはそれらの領域と脳内のほかの領域との連携の断絶によって引き起こされるようだ。人肉には（大半の赤身肉と同じく）チアミンが豊富なことを考えれば、生ける屍が乳頭体を破壊するチアミン欠乏症にかかっているとは考えにくい[8]。したがって、ゾンビ病

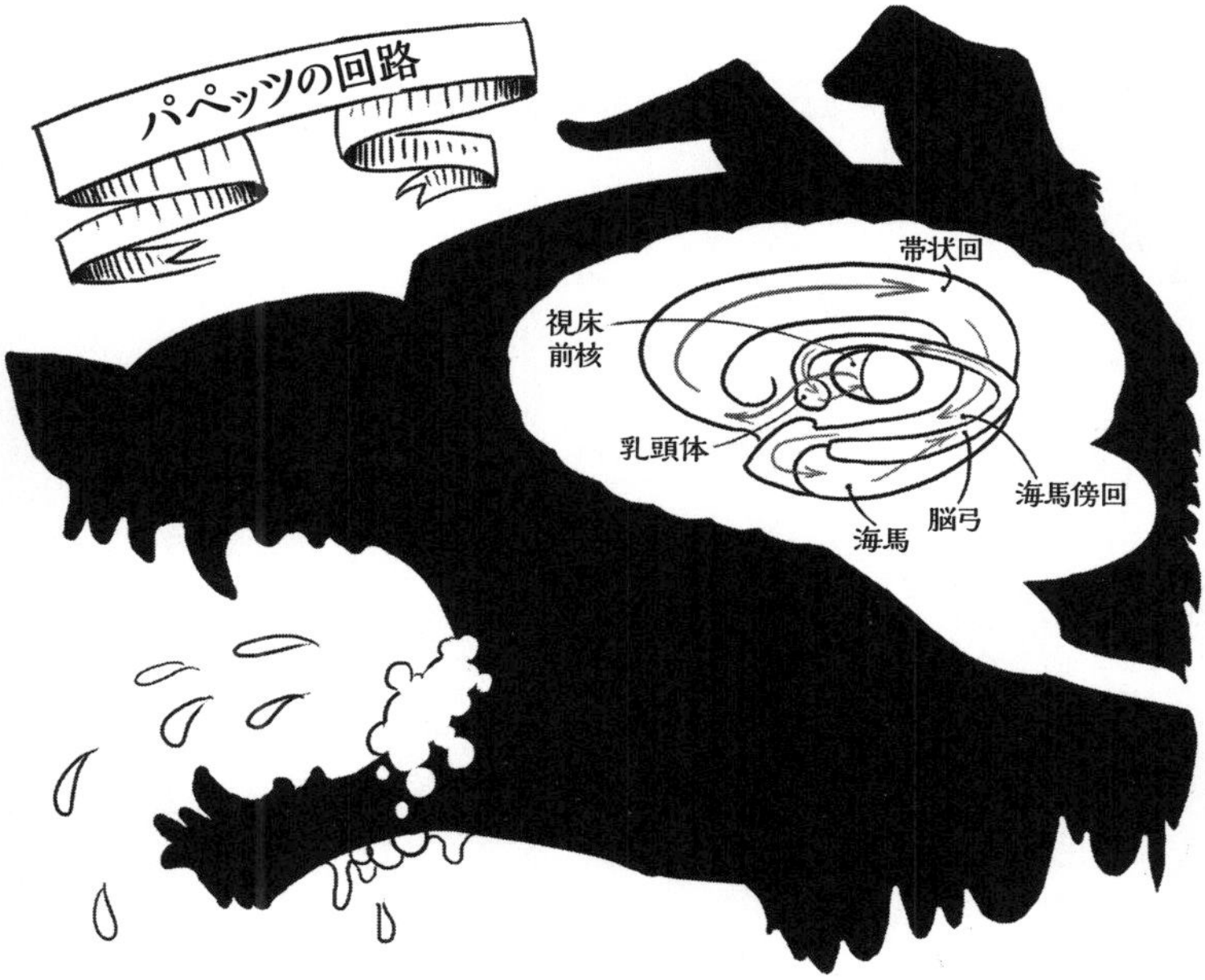

図10.2　パペッツの回路は脳内に散らばった部位の集まりである。ジェームズ・パペッツが1936年に提唱した仮説では、これらの部位は、記憶と情動の強い行動関連性を調整するために結びつくとされた。

[8] ただし、ゾンビにはまともに機能する消化管がないかもしれず、そのために人肉の栄養を吸収できないのかもしれない。

の症状には、海馬そのものの破壊によって起こるものもあるかもしれない。

このように健忘症が進んでいるため、ゾンビにとっては目の前の出来事だけが行動を引き起こし、わずか数分後には意識的記憶の流れが途絶えてしまうのだろう。これほど重い健忘の症状を呈するからには、私たちの仮説の対象であるゾンビは左右両方の海馬に深刻な障害があるにちがいない。ウイルスが海馬を破壊したのであれ、たんに重いビタミン欠乏症にかかっているだけであれ、ゾンビたちがなんらかの理由で、新たな死後の人生の記憶を形成する能力を失っているのはたしかなようだ。

筋金入りのゾンビマニアにとって、それは驚くようなことではない。一部のゾンビ世界では、記憶の健全さが「感染」の重さを測るのに使われることがある。それが最も目立つのは、ゾンビ・アポカリプス後の、そのまたあとを描いたミラ・グラントの小説『NewsFlesh』の世界だ。そこでは、「ウイルス増幅」(つまりゾンビ化)の進行を疑われる人びとが、みずからの人生について一連の質問を受ける。自分の名前や育った場所を思い出せなければ、残念ながら次の段階は、ゾンビ化しないうちに頭に銃弾をぶち込まれることだ。ゾンビ・アポカリプス前の世界に生きるあなたにとって、それはどんな意味をもつだろう? 友よ、ゾンビ脳の貧弱な記憶力を気休めにしよう! ゾンビの記憶力はお粗末だから、ある程度の時間隠れていられれば、追いかけてくるゾンビがほかの何かに気をとられ、あなたを忘れてくれるかもしれない。

第11章

ゾンビ•アポカリプスと闘う……科学を武器に！

「死んでまもない人たちが生き返り、殺人事件を起こしていることが確認されました……。埋葬されていない遺体が息を吹き返し、餌食となる人間を探しています」

映画『ナイト・オブ・ザ・リビングデッド』（一九六八年）より、ニュースを伝えるアナウンサーの台詞

この本の冒頭から本章までを読むのにかなりの時間（日、週……）を費やした分、あなたは人間の脳の働きについて、そして、たぶんゾンビについても、いくらか見識を深められたことと思う。脳内の世界を探検するこのささやかな知の旅では、以下のような多くの主題を扱ってきた。

- 脳はどのように睡眠と覚醒を生じさせるか？
- 運動をつかさどるのはどの神経系か？
- 空腹、恐怖、怒りの本質は何か？　さらに重要なこととして、それらは脳内でどのように関連するか？
- 人はどうやって話したり、他人のいうことを理解したりするのか？
- 人はどうやって顔を見たり、それが誰のものかを認識したりするのか？
- 随意調節や自我の感覚はいかにはかないものか？
- 記憶の本質は何か？

脳はすこぶる複雑な一個のやわらかい物体だ。脳についてすべてが解明されているわけではないし、脳が認知をどのように生じさせるかもわかっていないが、ゾンビ脳で起きていることのおおまかなモデルをつくれる程度にはわかっている。

神経科学の先駆者たちが幾多の興味深い症例に出くわし、苦労の末にその意味を解明したように、私たちもいまでは本書全体から集めた全情報を組み合わせ、ゾンビ感染とそれが脳におよぼす作用について正式な診断をくだせる。

ゾンビ症候群の診断書

病名：意識欠陥活動低下障害（Consciousness Deficit Hypoactivity Disorder ／ CDHD）

症状：ＣＤＨＤは後天性の症候群で、患者は活動を意図的に制御できず、無気力で疲れきったような動きを見せたり（運動感覚消失）、喜びの感覚を失ったり（快感消失）、全般的な言語機能障害（失語症）や記憶障害（健忘症）に陥り、摂食などの欲求行動や攻撃的「闘争・逃走」行動を抑えられなくなる。ＣＤＨＤ患者はしばしば、見慣れた物や人を認識するのが著しく困難になり（失認症）、持続性睡眠障害が慢性的不眠症という形で表れた結果、やがて「覚醒せん妄」状態にいたる。ＣＤＨＤ患者はまた、反社会的行動パターン（人をかんだり食べたりしようとする）も見せ、そうした典型的暴力行為の標的は生身の人間のみに限られる。いっぽう、ほかの感染者に対しては非常に強い向社会的な行動が表れる。その証拠に、感染者は群れ、「群知能」を発揮する。

亜型：ＣＤＨＤ‐１は「のろまなゾンビ」とも呼ばれ、運動感覚消失の症状が重いため、非常にゆっくりとぎくしゃくした動きをする。ＣＤＨＤ‐２は「敏捷なゾンビ」とも呼ばれ、運動感覚消失はまったく見られない。

ＣＤＨＤになぜ二種類の亜型があるのかはまだ解明されていないが、亜型ができる原因は推測できる。（映画『リビングデッド』シリーズなどの）観察結果からは、ＣＤＨＤ‐１亜型では蘇生に数分から数時間、ときにはもっと長い時間がかかることさえある。対照的に、（『28日後……』などに登場する）ＣＤＨＤ‐２変種の多くは、感染後わずか数秒で転生するように見受けられる。それらの患者はＣＤＨＤ‐２変種のとりわけ強烈な症状を示す。

こうした観察結果から、私たちは**蘇生までの時間説**を立てるにいたった。この仮説のもととなる考え方は、こうだ。死亡の時点で循環系は停止し、栄養素も酸素ももはや脳に届かなくなるため、脳は**低酸素症**に陥る。私たちの見立てでは、感染した人間がゾンビとしてよみがえる際、異常な状態ではあるが、必要最小限の血液循環とブドウ糖消費が再開する（そして、今度は人肉摂取により再び脳にブドウ糖が届く）。脳に酸素と栄養素が届かない時間が長いほど、ダメージは大きくなる。したがって、蘇生までの時間説によれば、まだ解明されていないなんらかのメカニズムを通じ、ごく最近、ＣＤＨＤは突然変異あるいは適応によって蘇生までの時間を短縮したのだ。運動系と空間系に低酸素症がおよぼす影響が最小限となるおかげで、狩猟能力は向上する。

神経的な原因：CDHD-1亜型もCDHD-2亜型も、脳内の多種多様な部位の変化から生じるようだ。神経機能の変化は、活動低下（活動量の減少を意味し、ほとんどは身体的損傷によると思われる）と複数の脳内ネットワークにおける活動の変化が組み合わさって起こる。

CDHDにおける活動低下によって影響を受けやすい脳領域には、以下のようなものがある。

側頭葉：紡錘状回、上側頭溝、側頭葉内側部、側頭頭頂接合部（ヴェルニッケ野）など、腹側側頭葉のさまざまな領域の持続的病変は、CDHDの全患者に見られるようだ。紡錘状回が傷つくと、顔を認識する能力が損なわれる（相貌失認）。CDHDでは、この障害がカプグラ妄想様の症状を引き起こすこともありうる。上側頭溝が傷つくと、感情を表わす顔の表情を処理する能力が損なわれ、他者の情動にがいして無関心な振る舞いをするようになる。側頭頭頂接合部の病変では、言語理解に重い障害が起こり（流暢性失語）、コミュニケーションが困難あるいは不可能になる。最後に、側頭葉内側部、なかでも海馬およびその周辺部に損傷を受けると、新たな顕在記憶を形成する能力を完全に失い、環境に応じて正しい経路を進む能力が損なわれる。

頭頂葉：ＣＤＨＤ－１に感染すると、左右両半球の後頭頂皮質、ことに後頭頂葉の背側に沿って損傷が生じるようだ。その損傷が著しい視覚失認を引き起こし、注意の自発的な配分ができなくなったり（注意の解放障害）、視線や眼球を容易に動かせなくなったり（眼球運動失行）、一度にふたつ以上の物体を認知できなくなったり（同時失認）する。空間的注意に関するそうした問題によって、協調運動と運動全般の制御も難しくなる。頭頂葉底部への損傷により、道具が使えなくなる（観念運動失行および観念失行）恐れもある。ＣＤＨＤ－２亜型に感染した人では、この経路への障害がさほど著しく現れるわけではなさそうだ。ＣＤＨＤでは感染者が痛みを伴う刺激に反応しなくなるものの、頭頂葉の最前面にある体性感覚皮質には影響がないことに留意しよう。

前頭葉：ＣＤＨＤのいずれの亜型でも、前頭葉内の領域、ことに眼窩前頭皮質、背外側前頭前皮質、下前頭皮質、前帯状皮質に広範な損傷が生じる。眼窩前頭皮質が損なわれると、不適切な反応、とくに衝動的な闘争・逃走反応を抑えることができなくなり、報酬の感情が抑圧される（無快楽症《アンヘドニア》）。感染者は高度に衝動的な振る舞いを見せる。背外側前頭前皮質の損傷は、意思決定能力など高度な認知機能の障害を引き起こす。下前頭皮質、とくにブローカ野への損傷は、言語産出の欠陥（表現性失語）につながる。よくすれば、電信のような形のごく簡単な言語の産出能力はいくらか残ることもある。最後に、帯状皮質が損傷すると、競合検出に不具合が生じる。患者は獲物への情緒的愛着と、獲物を食べたいという欲求とのあいだで葛藤しても、食べたいという欲求を抑えはしない。競合検出における帯状皮質の役割については近年議論の的となっているので、ＣＤＨＤ患者が経験する葛藤（『ウォーム・ボディーズ』参照）の度合いについて、これ以上の推論はやめておこう。ただ、帯状皮質の損傷によって「感情的苦痛」経路は断絶するようだ。ということは、感染者は頭頂葉の体性感覚皮質に苦痛を覚えても、それに関心を払う能力がもはやなく、そのために、ＣＤＨＤ感染者は苦痛を感じない（無痛覚症）という誤った診断が多くの医師によって下されることが多い。

小脳：ＣＤＨＤ-１に感染すると、小脳全体のあちらこちらに変性が生じるようだ。協調運動がひどく困難になるのは、この病変で説明がつく。感染者は何かに手を伸ばしたり、物をつかんだりするのが下手になるだけでなく、歩幅が広く、足取りがぎこちなくなる。また、小脳の変性が原因で、発音が不明瞭になったり（構語障害）、時間認知ができにくくなったり、眼球を円滑に動かせなくなったり（眼球振盪）する。ＣＤＨＤ-２感染者は広範な小脳の損傷を免れるため、そうした深刻な運動障害は起こさないようだ。

視床下部：前視床下部もまた、ＣＤＨＤの全症例でダメージを負うようだ。視床下部の腹外側視索前核（ＶＬＰＯ）が損傷を受けると、うまく入眠する能力が損なわれるため、結果的にＣＤＨＤ感染者はつねに覚醒していることになる。また、視床下部の弓状核でレプチン感受性をもつニューロンも損傷を受けるらしく、その結果、絶え間ない空腹感を覚えたり、満腹感が得られなくなったりする。

中脳：ＣＤＨＤのどちらの亜型でも、中脳の上丘が損なわれるらしい。感染者には、視覚に動機づけられた反射的回避反応が見られない。小隆起が完全に機能していれば、この障害とは対照的にすばやい反射運動が起こる。

ＣＤＨＤで活動過剰に陥る脳領域には、以下のようなものがありそうだ。

扁桃体：扁桃体は、ＣＤＨＤで最も活動過剰となる脳領域だと考えられる。その結果、闘争・逃走行動が激化し、「闘争」の変型である攻撃的行動に支配され、衝動的‐反応的攻撃性が増す。行動に見られるそうした特徴からわかるのは、ＣＤＨＤにおいては扁桃体から中脳水道周囲灰白質への投射が強まる可能性が高いということだ。

視床下部：視床下部後部の隆起乳頭核が活動過剰になり、それが脳幹の網様体賦活系の持続的活性化につながるようだ。こうした事態とＶＬＰＯ核の損傷が相まって、ＣＤＨＤの両亜型の感染者が眠らずに動きつづける理由となるかもしれない。さらに、視床下部の弓状核でグレリン感受性が高まるせいで、満腹感を得られず食欲が持続するらしい。

ＣＤＨＤにかかっても変化が見られない脳領域には、以下のようなものがある。

一次感覚野：視覚、聴覚、嗅覚、触覚、味覚といった初期感覚信号を処理する皮質の各領域はすべて、CDHDの影響を受けないようだ。痛刺激に対する無反応の原因は、体の痛みを感じる領域である一次体性感覚皮質が変化するからではなく、痛みへの情動反応を処理する高次皮質領域が損傷するからだというのが私たちの結論である。したがって、CDHD感染者はあらゆる感覚からあらゆる入手可能な情報を得て利用するものと考えられる。だが、そうした刺激に対する情動反応や関連する生理的反応はまったく見られない。

大脳皮質運動野と大脳基底核：前頭葉の運動前野と一次運動野はすべてCDHDの影響を受けないらしい。CDHD-1感染者は重い運動障害を呈するものの、それは小脳損傷の特徴的症状だ。CDHDのあらゆる症例で、大脳基底核には損傷が見られない。感染者は動作の開始や決定に何の問題も見せないし、大脳基底核の機能不全に特有の休止時振戦も起こさない。したがって、CDHD-1でとくに目立つ運動障害は、運動開始や筋収縮信号の脊椎への送信が中断されて生ずるのではないと結論したい。CDHD-1のおもな運動機能障害は、小脳損傷のせいで小さな運動誤差をオンライン補正できないために

——起きるのだ。

また、行動観察に基づけば、CDHDの両亜型で報酬は感じられていると考えられる。ほかの面では全般に無快楽症であるにもかかわらず、少なくとも人肉食は満たすべき渇望として認識されているからだ。そのような報酬の感覚も、大脳基底核の腹側経路により調整されることから、それらの経路がCDHDでも（眼窩前頭野に関連する報酬情報処理に欠陥があるにもかかわらず）損なわれていないことがたしかめられる。

視床：視床の機能はCDHDにかかっても損なわれないようだ。視床を経由する神経信号の処理にはいくらか支障が出る恐れもあるが、視床の全般的機能は正常に保たれるように思える。

脳幹：視床下部からの入力が原因と考えられる網様体賦活系の活動過剰を除き、脳幹機能はすべて正常に見える。

結論として、CDHDに見られる脳の一連の変化は、新皮質のいわゆる「高次」認知領域の喪失を反映しているといえる。CDHD-1亜型の場合は小脳の変性にも原因が

ある。感染により影響を受ける皮質領域の大部分は連合野で、意思決定と複雑な行動の産出にかかわると考えられている。したがって、広範な連合皮質の機能不全が、視床下部や扁桃体といった深部脳領域への二次的な変化を引き起こすというのが私たちの見解だ。CDHDによる損傷を免れると考えられる皮質領域のほとんどが、一次皮質領域となっている。これらの領域は、一次受容するもの（感覚野の場合）あるいは環境と相互作用するもの（運動野の場合）として、外界との主要なインターフェイスの役割を果たす。

●

一歩退いて、ゾンビ的行動の理由となりそうな神経の変化に目を向ければ、母なる自然（あるいはCDHD病を生んだ超自然的な力）はとても賢いことがきわめて明白になる。狩猟に要するほかの脳機能はすべて温存しつつ、意識的・自発的行動（すなわち自由意志）を乗っ取るために脳に起こる特殊な変化は、きわめて細心に選ばれるようだ。行き当たりばったりの脳障害では、ゾンビ化は起こらない。

つまり、この感染によって、感染を広めるために必要な神経組織が傷つけられることはないのだ。怒り、空腹、においをかぐ、見る、かみつくといった基本的な動きに必要な領域は無傷のままであるいっぽう、込み入った思考を生んだり、先を見越した決断を

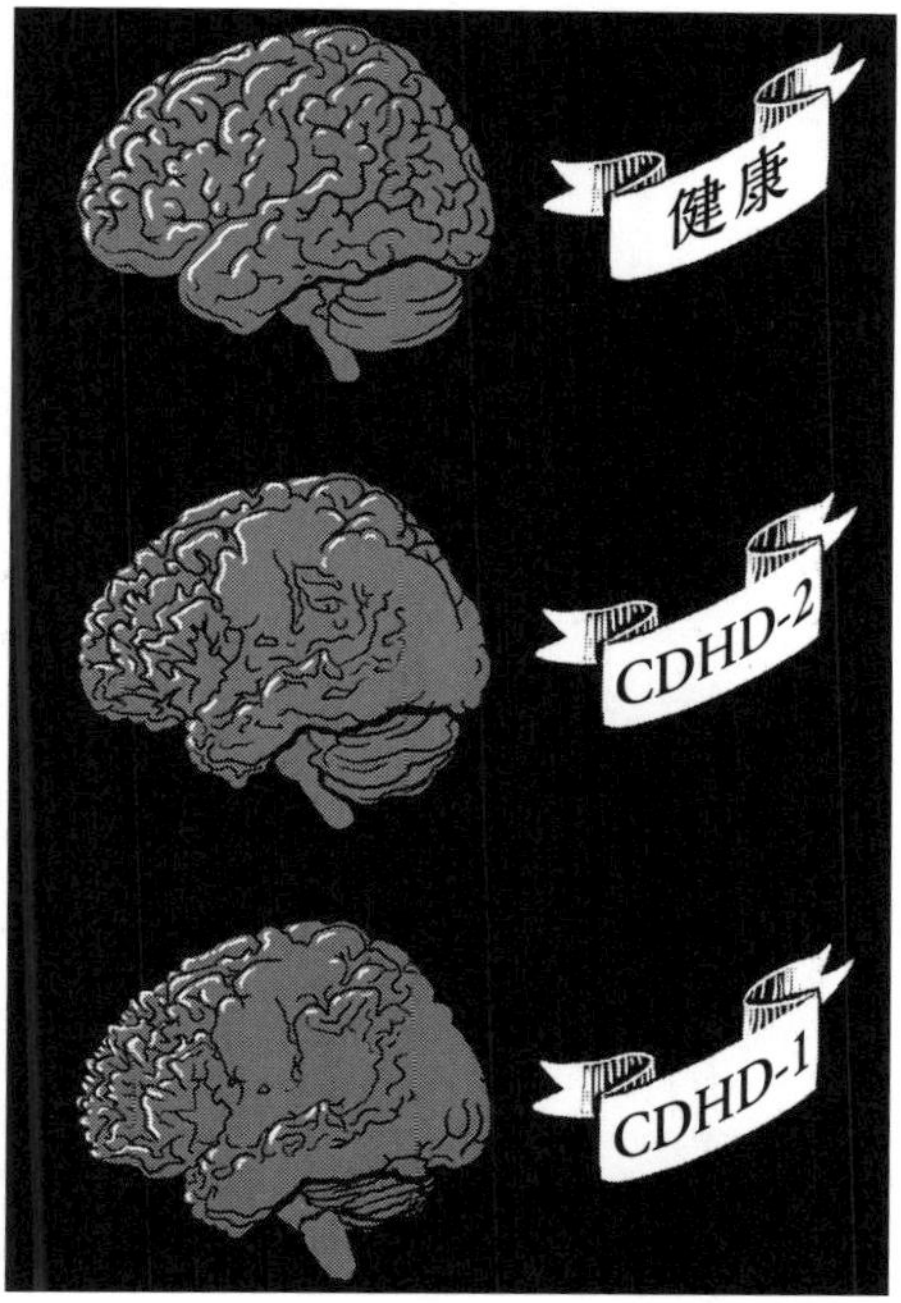

図 11.1　健康な人の脳を表わしたのが、いちばん上の図だ。この人がゾンビにかみつかれたあと、死が訪れると、栄養素が届かなくなるために脳は壊れはじめる。すぐに（数秒から数分で）ゾンビとしてよみがえる人間は、劣化の程度がきわめて低く、CDHD - 2 亜型（敏捷なゾンビ）の症状を呈する。これは、脳があまり長いあいだ酸素と栄養素をたたれず、損傷が比較的軽いからだ。長い時間を経て（数時間から数日で）よみがえった人は、脳がより長時間補給をたたれ、したがって損傷の程度も大きいため、より典型的なCDHD - 1 亜型（のろまなゾンビ）の症状を呈する。速いゾンビとのろいゾンビの違いについてのこの説明を**蘇生までの時間説**という。

したり、記憶を意識的に形成したり思い出したりする領域は壊滅状態になるらしい。その変化により、CDHD感染者の行動は、ほぼすべてが自動的で刺激に駆り立てられたものとなる。感染により暴力的な衝動と空腹感の両方が強められ、満足感を求める強い原動力が生まれる。だが、感染によって（視床下部の複数の部分が損傷するため）満足感を得る力は失われてしまう。その結果、感染者は殺戮をしたばかりにもかかわらず、攻撃的で貪欲な行動をつづける。

この種の細心かつ精巧な脳の乗っ取りの例は、自然界では枚挙にいとまがないことがわかっている。ちょっと見てみよう。

脳の乗っ取り……母なる自然流

過去八〇年にわたり、ゾンビ化の原因として多くの説があげられてきた。そのなかには以下のようなものがある。

- 宇宙放射線（『ナイト・オブ・ザ・リビングデッド』『ナイト・オブ・ザ・コメット』）
- 化学兵器または有毒ガス（『バタリアン』『プラネット・テラー』）

●生物的感染（『28日後……』『バイオハザード』）
●遺伝子操作（『バイオハザード』）
●心理的感染（『ON AIR　オンエア　脳・内・感・染』）
●寄生生物（『Zombie Town』『スリザー』）
●魔法（『恐怖城』）
●超自然的な憑き物（『死霊のはらわた』『処刑山――デッド・スノウ』）
●重度の鬱《うつ》／無気力症（『ウォーム・ボディーズ』）

映画製作者や平均的ホラー映画ファンにはそれぞれ合理的な仮説に思えるのだろうが、私たち科学者から見ればほとんどは合格ラインに達していない。

現実の世界で、脳の乗っ取りはどのように起きるのだろう？　そうした乗っ取りは母なる自然の得意技であることが判明している。いくつかの実例を見てみよう。

◉ありがたくない菌類◉

虫けらの生活《バグズ・ライフ》でもまだ苦労が足りないというわけか、昆虫は神経系乗っ取りの最大の被害者のようだ。実際、虫の研究者にとって、ゾンビ化は目新しいものではない。きわめて現実的で、きわめてありふれている。ありふれているがゆえに、「ゾンビ化」という語が昆虫学の専門誌で実際に使われているのを見かけるほどだ。

冬虫夏草という菌類について考えてみよう。どちらかといえば単純な生物で、身近なキノコより複雑には見えないが、冬虫夏草はきわめて賢く、昆虫の頭脳を占領してしまうことで知られている。

『The Last of Us』というテレビゲームをプレーしたことのある人にはおなじみの概念だろう。まず、人間が寄生菌の胞子に感染する。人間は人間でない生き物となり、たいがい頭全体に奇妙な付属器官あるいはできものができる。感染して人間でなくなった菌生物は非感染者を求めてかけずりまわり、餌食に胞子を振りかける。そして、このサイクルがつづいていく。

「人間」を「蟻」に置き換えれば、この話は世界中の雨林でほぼ毎日、現実となっている (Evans et al. 2011)。冬虫夏草のライフサイクルは、無防備な蟻の体に着地したちっぽけな胞子としてはじまる。蟻は当初、胞子が着地する前とさして変わらない行動をする。しかし、徐々にコロニー内の通常の仕事をしなくなり、いささか奇妙で落ち着かない動きをするようになる。あまりにおかしな振る舞いをするため、コロニーのほかの蟻から追い出されることもある。

話が不気味な様相を帯びるのはここからだ。いまや菌がその威力を十分に発揮し、冬虫夏草は蟻の脳を構成する神経節細胞の制御を乗っ取る。この菌に操られ、蟻は木の上方までのぼり、たいがいコロニーの真上に近い葉に達する。正常な蟻はそんなことはしない。捕食されやすくなるからだろう。だが、感染した気の毒な蟻はもはや自分の行動を制御できない。菌の意のままに、蟻は大あごでその葉にかじりつき、そこをてこでも動かなくなる。このあたりで、冬虫夏草は宿主を殺し、小さな柄《え》を蟻の頭から突き出す。ちょうど映画『エイリアン2』（ジェームズ・キャメロン監督、一九八六年）に出てくるようなやつだ。この小さな付属器官が、今度はさらに多くの胞子を放出する。うまくいけば、胞子はコロニーのほかの蟻の上に舞い落ち、感染した個体を増やし、さらにこのサイクルが繰り返される。

その過程はエレガントなまでに単純だ。感染し、ゾンビ化し、繰り返すのである。

◉支配する虫◉

脳の乗っ取りとゾンビのような振る舞いは、菌類と蟻だけに見られるわけではない。映画『スリザー』（ジェームズ・ガン監督、二〇〇六年）に登場するような自然界のある種の虫［訳注：同作に登場するのはナメクジ状の生命体］は、あなたの頭のなかに入り込む手だてをもっている。文字どおり入り込むのだ。

自分が海に住む小さな甲殻類、ヨコエビの一種だと想像してほしい。あなたは海底を泳ぎまわり、藻類を食み、ときには卵を産むだろう。海底から遠く離れて恐ろしい捕食者（＝魚）がうようよしているところまで泳いでいかないかぎり、暮らしは安泰だ。

だが、別の恐ろしい捕食者が体内にひそんでいることに、あなたはたぶん気づいていない。頭部にトゲがある鉤頭《こうとう》動物門のこの虫は、魚の腸でライフサイクルを完結する必要のある小さな生物だ。とはいえ、その場所にたどり着くのは容易ではない。なぜなら、（a）この虫は非常に微小で魚の目には見えないため、おいしそうな餌の振りをして腸のなかに入り込むことはできないし、（b）海底の砂のなかからそこまで移動するのはこの虫には難しいからだ。そこで、そうする代わりに、無防備なヨコエビであるあなたを悪魔のごとく巧妙な手段で利用する。

そう、トゲ頭の虫はあなたの体内に潜り込んで殻に包まれた小さな脳まで達するのだ（Moore 1995）。聞き間違いではない。虫が文字どおりあなたの神経系に潜り込み、あなたの脳を支配するのだ。

感染したばかりのあなたは、絶対にしてはならないことをしてしまう。不意に光のほうへと泳いで水面近くまで上昇したい衝動に駆られる（「光に向かって進め！」）。恐ろしい魚たちがうようよしているところまであがっていこうというのだ。あなたにとってはいい悪いニュースだが、あなたを支配する虫にとってはいいニュースである。

ヨコエビに生まれなかったことに感謝しよう。脳に虫がいたらどうなるか、想像できるだろうか?

さあ、二度と眠れなくなる覚悟をしてほしい。人間の脳にも虫が入りうることがわかっている。脳に小さな条虫が潜り込む感染症があるのだ。多数の条虫が頭に潜り込むことさえある。

(いますぐ読むのをやめて、知らぬが仏でのんきに幸せに暮らしたければ、どうぞご遠慮なく)

神経囊虫《のうちゅう》症(Sotelo et al. 1985)と呼ばれるこの病気は、意外によく見られる。それはこんなふうにはじまる。一部の人びとの腸のなかに、たいがいはこの虫がついた肉を食べたことが原因で、条虫が住み着くことがある。体内の条虫はやがて卵を産み、それが腸管を通って、ほかのあらゆる食物と同様に、便に交じって腸の外へ出る。

衛生状態の悪い場所では、下水が飲料水や調理用の水に交じることがある。そうした地域では、ときに微細な条虫の卵が食物と一緒に人の口に入る。体内に入ってしまえば、ニューロンが働くのに必要な全栄養素を運ぶ太い血管を経由して、幼虫が脳へ向かうことができる。そして、一匹ずつ血管壁にとりつき、小さな袋をつくりはじめ、流れてくる血液から養分を吸い取りながら、ぬくぬくと暮らす。

悪いニュースは、あなたの脳にいまや虫が住んでいること。いいニュースは、ヨコエビとは違って条虫は脳を乗っ取りはしないことだ。血液をちゃっかりいただくにすぎない。実際、神経嚢虫症の感染症状が出ることはそう多くない。ただ、虫がかなりの数――数十匹前後――になると話は別で、頭のなかで場所をとりすぎ、脳に悪い影響を与えはじめる。

このように、人間の脳にも虫は存在するものの、私たちの行動を必ずしも支配するとは限らない――少なくとも、いまのところは。脳を冒す条虫のために進化が何を用意しているかは、誰にもわからない。

●ネコの糞で気が変になる●

脳の虫のせいで異常な行動をすることはないにしても、脳を乗っ取られる心配がまったくないとは思わないでほしい。人類にも、脳を寄生生物に操られてきた長い歴史がある。

ネコの糞が人の脳を乗っ取る場合があることがわかっている[1]。といっても、糞そのものではなく、そのなかに住むごく小さな生物、トキソプラズマ原虫がだ。トキソプラズマ原虫は単細胞生物で、興味深いライフサイクルをたどる。まず二匹の微生物が好きあって有性生殖におよぶところから、すべてがはじまる。トキソプラズマ原虫という生物が「その気になる」唯一の場所が、たまたまネコの腸の内側であるらしい。

微小世界のラブストーリーの例にもれず、やがて小さい微生物が新たに生まれ、腸管内のほかの物体と共に外界へ出ていく。この場合、微生物は腸の外の苛酷な世界で生き延びるために小さな嚢胞に包まれている。思惑どおりなら、別のネコが糞を踏み、そのネコが餌を食べるときに小嚢胞が口に入り、そしてまた腸に戻って、さらなる愛の営みが繰り広げられる。

さて、トキソプラズマ原虫のライフサイクルが面白くなるのはここからだ。嚢胞がネコ以外の動物に飲み込まれたら、どうなるだろうか?　トキソプラズマ原虫という微生物は、生涯独身を貫いて生殖しないという道は選ばず、自己愛を選んで無性生殖（つまりクローン作成）をはじめる。すると、宿主の動物は感染が進むにつれてインフルエンザのような病状を呈し、トキソプラズマ症というあまり害のない病気になる。症状はふつう一過性で、感染した動物（ヒトでもほかの動物でも）は完全に回復したように見える（ただし、トキソプラズマ症はヒトの胎児にとってはきわめて危険であるため、妊婦はネコ用トイレや猫の排泄物に触れた物をいじらないよう指導される）。

少なくとも、人も動物も回復するように見える。

実際には、トキソプラズマ原虫はネコの腸に戻るのをあきらめない。戦略を変え、小さな（本当に小さな）ゲリラ戦を戦うだけだ。そのために、無防備な宿主の脳の配線を変えてしまう。

[1] また糞の話になった。そういう章なのだと割り切ってほしい。

あなたがトキソプラズマ原虫に感染したラットだとしよう。ラットであるあなたは、ふつうならネコのそばにいたがらない。食われてしまうかもしれないからだ。実際、ラットやマウスなどの齧歯《げっし》動物は生来、ネコ科の動物を恐れるらしい（Zangrossi and File 1994）。進化が恐れを知らない者たちを罰してきたからだ。

そうしたネコ科への恐れは、ネコをすみかとするちっぽけなトキソプラズマ原虫にとってはやっかいだ。ではどうするか？　そう、トキソプラズマ原虫は感染させた宿主（あなた）の神経機能を改変し、彼ら（あなた）を恐れ知らずにし、危険きわまりない判断をするよう仕向けるのだ（Webster 2001）。あなたはより大胆になり、危険を避けようとしなくなる。隣にネコがいようが気にしなくなり、結果として、そのネコの昼食になる危険性が高まる。あなたにとっては都合が悪いが、ネコの腸内でのささやかな営みをもくろむ微生物にとっては都合がいい。

しかし、齧歯動物でない人間には、そんなことは起こらないはずでは？

そんなことはない。

私たち人間がもはやネコ科動物の餌ではない（少なくとも私たちの祖先ほどではない）にしても、前述したとおり、人間もトキソプラズマ原虫に感染することがある。トキソプラズマ原虫に感染して潜伏期にある人間は、齧歯動物と同様に、性格が変わりはじめる。感情がなくなり、危険を回避しなくなるといった症状を呈する。基本的に、危険をはらむ行動を何とも思わなくなる。二〇〇一年のジョアン・ウェブスターの報告によれば、複数の研究によって以下のことがわかった。

性格の各要因を測るアンケートから、「トキソプラズマ」感染者グループと非感染者グループの違いが明らかになった。たとえば、感染した男性は「超自我」の値が低くなり、「うぬぼれ」の値が高くなった。そこから筆者が引き出した結論は、感染者はみずからの属する社会のルールを無視する、疑い深い、嫉妬深い、独善的であるといった傾向が強まるということだ。［p.1041］

微生物がいかにして、宿主の行動のそうした変化に影響を与え、性格の変質を起こすのかは正確にはわからない。だが、そうした変化が脳内の変化とつながっていることは明白だ。したがって、微小な単細胞生物が私たちの複雑な神経回路の制御を支配することは、十分にありうる。

もちろん、トキソプラズマ原虫感染の症状はＣＤＨＤとはまったく異なる。だが、この感染症から明らかになるのは、外部の病原体が私たちの脳を乗っ取り、私たちの行動を変えることがありうるということだ。

ゾンビ・アポカリプスを生き抜くための科学

脳の乗っ取りが可能であることは母なる自然によって明らかにされたが、ＣＤＨＤ感染の原因はまだわかっていない。それがわからないことには、治療法にもたどり着けないだろう。だが、だからといって、ゾンビ病に対処する手だてが科学にないというわけではない。

ゾンビ・アポカリプスで役立とうとすれば、科学には何ができるだろう？

◉脳刺激（時期尚早につき自宅ではまねしないでください）◉

ゾンビ・アポカリプスを生き抜くために科学が役立つひとつの方法は、病気の源、つまり脳を闘いの場とすることだ。神経のある種の再プログラミングがＣＤＨＤを引き起こすのなら、科学の力で脳そのものを再ハッキングすればいい。神経科学では、それは目新しいことではない。

パーキンソン病の場合を考えてみよう。第三章で触れたように、パーキンソン病は大脳基底核の特定のタイプのニューロン（具体的には**黒質**と呼ばれる神経核の細胞）が失われることで起きる。それらの細胞がなぜ死にいたるかはわかっていないものの、黒質の細胞が減りはじめると、脳は神経伝達物質ドーパミンの供給の大部分を失うことが知られている。それによって、大脳基底核回路全体がうまく機能しなくなり、ちょうど自動車のタイミングベルトがきちんと動かなくなったような状態になる。きわめて重要な情報処理ループの細かいタイミングがずれがちになり、システムが不安定になる。こうして、パーキンソン病に見られる症状が生じる。

問題を解決するひとつの方法は、黒質で失われた細胞の代わりに適切に機能する細胞を利用することだ。損傷した皮膚を代える皮膚移植があるのだから、脳でも同じようにやってみればいいのではないか？　科学界ではすでに、ＥＳ（胚性幹）細胞を使って一部の患者にそれが試みられている。考え方としては、ＥＳ細胞が成熟し、ドーパミンをつくる健康なニューロンになると、ほら、ドーパミン不足問題は解決というわけだ。

残念ながら、この実験的治療法はまだ成功していない。患者の体内に黒質内のドーパミン製造細胞を攻撃する（いまだ正体不明の）何かがあるせいだ。死んだ細胞を新しい細胞と交換しても、長くはもたない。もとの細胞を殺したものが何であるにせよ、移植された新しい細胞も攻撃するからだ（Widner et al. 1992）。

科学はどうすればいいのだろう？　そう、問題が解決できないなら、代わりにシステムを変えてみよう。パーキンソン病の脳を再ハッキングする最も有効な方法は、黒質細胞が死んだ結果（つまり死んだあとで）、回路に起こる問題に対処することだ。医学ではそれが実践されている。大脳基底核そのものの全体的機能を改変するマイクロチップを埋め込んで利用する方法で、**脳深部刺激**（DBS）と呼ばれている。

DBSの仕組みはこうだ。大脳基底核回路が基本的には小さな情報処理ループの集まりであることを思い出そう。まず、皮質で細胞が線条体に向かって軸索を伸ばし、グルタミン酸という神経伝達物質を使って一群の細胞のスイッチを入れることから、すべてがはじまる。これが直接経路（第三章参照）のはじまりだ。ところが、それらの細胞に「スイッチを入れ」ても、回路全体にスイッチが入るわけではない。自然はそれほど単純ではない。「スイッチが入った」ばかりのそうした細胞は、実は**淡蒼球**《たんそうきゅう》という部位で、GABAという神経伝達物質を使って伝達相手の細胞の「スイッチを切る」。スイッチを切られたばかりの細胞の一部が、今度は視床下核で、伝達相手である別の細胞のスイッチを切る。この「スイッチを切る×スイッチを切る」ことを私たち神経科学者は脱抑制と呼ぶ。「マイナス×マイナス＝プラス」と同じ考え方だ。視床下核にあるそうした細胞がいまや再び興奮性となり、つながる細胞を興奮させる。こうして、淡蒼球の抑制細胞の発火を止めることにより、視床下核はさらに発火する。

そろそろ混乱してきただろうか？　ここから、少しややこしくなる。

視床下核の興奮性（スイッチを「入れる」）細胞は、ここで淡蒼球にある別の一連の細胞を興奮させ、後者の細胞が今度は視床細胞の「スイッチを切り」、視床細胞は新皮質細胞の「スイッチを入れ」て、情報処理ループを閉じる。

ややこしく感じられるだろうが、「入」をプラス1、「切」をマイナス1と考えれば、以下のような単純な形の掛け算になる。

ステップ1：線条体から淡蒼球へ：入×切＝切
ステップ2：淡蒼球から視床下核へ：切×切＝入
ステップ3：視床下核から再び淡蒼球へ：入×切＝切
ステップ4：淡蒼球から視床へ：切×入＝切
ステップ5：視床から皮質へ：入×入＝入

要するに、線条体の抑制細胞のスイッチを入れることによって、直接経路が視床細胞のスイッチを入れ、視床細胞が皮質に情報を戻すというわけだ。直接経路のスイッチを入れると視床のスイッチが入ることを知るだけでよければ、ここでおしまいだ。だがそれでは、関連する回路構成の精妙さを見失ってしまう。

パーキンソン病にとってこのプロセスの鍵となる出来事が、まさに上記のステップ1

で起こる。その段階で、黒質が出すドーパミンが一種のバランサー、タイミングの調整役としてシステムの均衡を確保するのだ。ステップ1でそれが起こらないと、プロセスの残りの部分は機能不全に陥る。

そして、次が脳をハッキングするための山場だ。ステップ2―3が小さなループをつくることに注目しよう。第三章で大脳基底核を取りあげたときに言及したのと同様のループだ。淡蒼球が視床下核を抑制すると、今度は視床下核が淡蒼球を再び興奮させる。ステップ1でドーパミンの欠乏によりスイッチが切られていると、この小さなループは正しく働かず、視床下核は慢性的に黒質の抑制細胞のスイッチを入れつづける。それは、視床が慢性的に封鎖されることを意味する。

ループのこうした山場は、回路中で最もハッキングしやすい部分でもある。DBSでは、外科医が小型電極を視床下核に埋め込む。この電極は、スイッチを入れると神経核への異常な入力信号を一掃し、視床下核の働きを抑える。すると、視床下核は淡蒼球の支配をゆるめ、視床は解放されて再び皮質を興奮させる。

大きさわずか数ミリメートルの電極が、ボタンの一押しで文字どおり症状のスイッチを切る能力をパーキンソン病患者に与えるわけだ（Perlmutter and Mink 2006）。患者の胸に埋め込まれた装置を利用して、医師（あるいは患者）は電極のスイッチを入れたり切ったりできる。理想的には、手術の効果がほぼ即時に表れれば（残念ながら、すべての患者でそのように奏功するとは限らない）、この病気のせいで生じる震え、緩慢さ、気分の波は消えてなくなる。

別の形で脳をコントロールすることは可能だろうか？　DBSを利用すれば、症状の軽減だけでなく、それ以上のことができるだろうか？

二〇〇二年に発表した論文で、タルワーらの研究グループは同様の神経刺激装置を使って遠隔操作ラットをつくる研究の結果を報告している。この研究で、研究者たちはラットの脳に電極を三個埋め込んだ。電極のひとつは脳内の報酬の感覚を引き起こす領域に設置された。この刺激装置を作動させると、ラットは快感を得る。残りふたつの電極はそれぞれ左右のひげからの刺激を処理する脳領域に埋め込まれた。研究者がラットに左を向かせたければ、左ひげ領域（左のひげからの刺激を感知する脳領域）の電極と報酬電極を刺激する。すると、まるで合図に応じるかのようにラットは左を向く。前進させたければ、ラットが前に歩きはじめたときにほんの少し刺激を与える。止まらせたければ、ラットが止まったときにだけ刺激を与える。

ほらどうだ！　科学が生んだロボアニマル第1号である。神経への刺激によるこの巧妙な脳コントロールを利用して、研究者たちはラットに左、右、前へ進むよう仕向けるだけで、この動物がきわめて入り組んだ場所を通り抜けるのを助けることができた。

ロボアニマルのテクノロジーを利用すれば、私たちの意のままに動かせる遠隔操作ゾンビをつくりだせる日が来るだろうか？　ＤＢＳのような刺激装置によって、ＣＤＨＤ症候群を治癒できる日が来るだろうか？

残念だが、おそらく無理だろう。理由は三つある。第一に、いまのところ、その実験ができる本物のゾンビが存在しない。第二に、ゾンビを遠隔操作するための電極を埋め込むには、とんでもない時間と費用を要するだろう。食糧と寝る場所を見つけるだけで一日仕事という世界でこの種の外科手術を行なうには、もっと安価で融通のきくテクノロジーが必要なはずだ。最後に、本章の冒頭で述べたように、ＣＤＨＤは多数の脳領域にまたがる実に複雑な問題だ。根本原因は、ドーパミンの欠乏といった単純なものではなさそうだ。したがって、ゾンビの脳に埋め込まれた電極は、生ける屍をほぼ正常な人間の形に戻すのにさほど役立たないかもしれない。

だが、ひとつの症状だけを軽減できる安価なテクノロジーがあったらどうだろう？たとえば、眼窩前頭皮質の損傷に起因するＣＤＨＤの衝動性を抑制するといったことができないだろうか？

もちろん、できる。科学の力でそれができる。

ゾンビに眼窩前頭皮質の機能を取り戻すには、ＤＢＳのちっぽけな電極から得られるよりも少し大きな「火力」が必要だ。そこで、経頭蓋直流電気刺激法（ｔＤＣＳ）のようなものを使って、皮質領域全体を活性化する必要がある。ずいぶんと立派な名称だが、基本的には九ボルトの電池一個、ワイヤー二本、スポンジ二個があれば装置はできてしまう。そう、お察しのとおり。きわめて単純な装置なので、あなたもつくろうと思えばガレージでつくれるのだ。

しかし、絶対に、自宅でやってはいけない！

tDCSを利用するには、電池につなげた二個のスポンジを通じて頭皮に少量の直流電流を当て、内部の神経組織に電流を誘導する。電流は二個のスポンジのあいだを流れて、スポンジにはさまれた神経組織を刺激する。いっぽうのスポンジが貼られた場所に強い正電流（陽極刺激）の領域が生じ、もういっぽうのスポンジの周辺に負電流（陰極刺激）の領域が生じる。刺激装置の陽極端子からしばらく刺激を受けると、スポンジの下に位置するニューロンの興奮性が高まる。つまり、より発火しやすく、新たな入力を受容しやすくなる。対照的に、陰極刺激を受けると刺激装置（スポンジ）の下の領域で興奮性が減じ、新たに入ってくる情報を受容しにくくなる。

話をわかりやすくするために、陽極刺激はある領域を「作動」させ、陰極刺激はある領域を「停止」させると考えよう。こうした刺激を受けることによって、脳機能は実際に変化するだろうか？　間違いなくする！

先頃、オーストラリアのポール・マルクィニーの研究チームが、tDCSによって正常で健康な成人の作業記憶技能が向上するかどうかを調べた。そのために、背外側前頭前皮質（この領域と作業記憶の関連についてはすでに述べた。第一〇章を参照）に陽極tDCSを装着してみた。すると、背外側前頭前皮質に刺激を与えられた被験者は、脳に刺激が与えられないときよりも、見たばかりのものをよく記憶できることがわかった。

これはもちろん、映画『リミットレス』でブラッドリー・クーパー演じる人物が飲む魔法の薬とはかけ離れているものの、あることをはっきりと示している。それは、脳に数分間刺激を与えつづけると、ほんの二、三分であれ行動に変化が見られる可能性があるということだ。

ゾンビと化したやっかいなわが同胞の問題に戻ろう。CDHD感染者に関して私たちが心底嫌っているのは、攻撃性を増してがむしゃらにかみついてくるところだ。そうした攻撃性の原因のひとつは、眼窩前頭皮質の機能低下だと考えられることを、私たちはすでに立証している。この領域の衰え（ニューロンの減少）が機能不全を起こす可能性が高いのだから、陽極tDCSを使って脳に一度ハッキングすれば、眼窩前頭にいくらか残った組織を興奮しやすくできるのではないだろうか？

さて、そうしたからといってCDHDが「治癒」するわけではないが、それは仕方ない。従順で衝動性が弱まったゾンビのほうが、怒りっぽくかみついてくるゾンビよりもましだ。それを大前提としたのが映画『ゾンビーノ』である。そこに描かれるゾンビ・アポカリプス後のさらにあとの社会（『カラー・オブ・ハート』［ゲイリー・ロス監督、一九九八年」で描かれる社会によく似ている）では、かみつきたいという欲求を取り除いたゾンビが労働力として利用されている。作品中では脳からかなり離れた首輪によってそれが可能になっているが、私たちの推測では、『ゾンビーノ』の脚本家と監督はｔＤＣＳの存在を知らなかったのだろう。帯電したヘッドバンドさえあれば、十分に同じことができたはずだ。

こうして……科学が救いの手を差し伸べてくれる。少なくとも仮説上はそのはずである。

◉科学で立証された生き残り術◉

残念ながら、あなたがいま殺伐としたゾンビ・アポカリプスの世界の真っ只中で身動きとれずにいるなら、ＤＢＳやｔＤＣＳのような神経刺激テクノロジーは役には立たない（混乱のなかでアメリカ国立衛生研究所《NIH》が破壊され、その種の研究への補助金がもはや下りないとなればなおさらだ[2]）。

だが、知識は力である。本書をここまで読んできたあなたは、ＣＤＨＤの神経的な原因を完全に理解している。行動に表れる症状を注意深く分析し、神経科学の知識を活用することによって、そうした原因を突きとめたからだ。あなたはいまや、ゾンビ脳につ

[2] 教訓:引き続き科学によって安全を確保してほしければ、もっと資金を!

いて現時点で知るべきことはすべて知っている。ゾンビ脳がどう働くか、生前からどう変わったか、そして、最も肝心なこととして、何が弱点かを知っている。ゾンビ脳がさまざまなものを認識できないことはもとより、相貌失認、空間認識と運動に関する欠陥、記憶力に関する問題についても知っている。私たちはいまや、そうした知識すべてを有効利用できる。そこで、ゾンビ・アポカリプスを生き抜くための合理的戦略をいくつか立ててみよう。

生き延びる秘訣1：ゾンビと闘うな。思い出してほしいのだが、ゾンビには痛みへの情動的反応を処理する神経回路が残っていないらしい。苦痛そのものはまだ感じるかもしれないが、腕を切り落とされても、それを気にするだけの神経資源はもっていない。よって、弾を頭に命中させられる用意がないかぎり、抵抗するのは勧められない。

生き延びる秘訣2：息をひそめ、やり過ごせ。これまで論じてきたように、おそらくは側頭葉内側部の病変と頭頂葉の損傷のせいで、ＣＤＨＤ感染者は記憶と注意の両方に問題を抱えている。新たな記憶を符号化する能力を失い、きわめて気が散りやすい。しずかな場所を見つけて隠れることができれば、ゾンビはもっと目を引くものに気をとられた瞬間に、あなたのことを忘れてくれるだろう。

生き延びる秘訣3：ゾンビの注意をそらせろ。生き延びる秘訣2で述べたように、ゾンビはきわめて気が散りやすい。後頭頂葉の損傷は、非常に顕著な注意の解放障害を引き起こす。つまり、何であれ注意を引くものに操られるということだ。よって、花火や閃光手榴弾が、近づいてくる徘徊者をまくのにとても便利に使える。

生き延びる秘訣4：ゾンビを振り切れ。この秘訣が役立つのはCDHD-1感染者を相手にしたときに限られる。彼らはおそらく小脳に損傷を受けているため、動きがにぶく、ぎこちない。そのため、CDHD-1ゾンビは全力疾走ができない。実際、ロメロ監督の『ゾンビ』で、ピーター・ワシントンはまさにこの手法を使ってゾンビがひしめく部屋から逃げる。だが、肝に銘じなくてはいけないのは、CDHDが網様体賦活系（第二章）の持続的な興奮を引き起こすらしく、ゾンビはぎこちない足取りでどこまでも歩きつづけられることだ。したがって、油断すると、あなたがウサギで彼らがカメということになりかねない。

生き延びる秘訣5：説得しようとするな。CDHDでは、脳内の言語回路に大きな機能不全が見られる。つまり、ゾンビはあなたのいうことが理解できないし、まともな応答もできない。また、脳内の「闘争」系が慢性的に活性化し、ほかのあらゆる情動的感覚を圧倒するため、ゾンビが本当にわかるのはふたつのことだけだ。怒りと空腹である。そのことを忘れる人はあとを絶たず、ゾンビと化したばかりの親しい人を説得しようとする。「ジョニー、私を覚えているでしょう？　スーザンよ。あなたのお姉ちゃんよ……。ギャーーーッ！」

生き延びる秘訣6：ゾンビを模倣せよ。「長いものには巻かれろ」。私たちが立証してきたように、ゾンビは顔の認識能力を失っている。これはおそらく、腹側皮質視覚路の損傷によるところが大きい。したがって、ゾンビが他者を認識するよりどころとするのはほとんど、顔以外の特徴である歩き方や声だけだ。生ける屍の群れに出くわし、逃げ道が見当たらないときは、『ショーン・オブ・ザ・デッド』のショーンと仲間たちをまねて、ゾンビのように振る舞うことだ。うまくやれば、気づかれずに群れのなかを通り抜けられる。アカデミー賞なみの演技が必要なわけではない。ただ、生ける屍たちに彼らの同類だと思わせ、美味な人間だと思わせなければいい。

さあ、これで備えはできた。科学がいつの日か、生ける屍を治す神経刺激法を発見できればすばらしい。その日が来るまでは、もてる科学的知識を活用し、生き延びる可能性を最大限に高めることができる。正常な人間の脳についての知識を使い、ゾンビ脳の理解にいたることで、私たちはゾンビ・アポカリプスに対処して生き延びる方法を編み出してきた。

またしても、あなたは科学のおかげで命拾いできたわけだ。礼にはおよばない。

謝辞

とっぴな思いつきだった本書の構想をデジタルプリントで実現するのを助けてくださった多くの方々に、二人して謝意を表したい。

以下のみなさんに感謝を捧げる。マット・モックは二〇一〇年にブラッドにささいな質問をして、私たちをこの泥沼に引きずり込んでくれた。マットをはじめ、ゾンビ・リサーチ・ソサエティが一丸となって、ゾンビ脳プロジェクトはじまって以来の頼もしいサポーターとなってくれた。ゾンビオタクの結束に脱帽！

エリッサ・アミノフ、アディーン・フリンカー、アダム・グリーンバーグ、リチャード・イヴリー、デレク・レーベン、ブリード・リンチ、タラ・モウルズワース、ジョン・パイルズ、クリスティーン・ウィルケンスは、原稿の素案と構成について意見を述べ、本書を学生じみたゾンビマニア本から、真の神経科学書に変身させてくれた。

ゾンビ神経科学についてティムが教える演習クラスの一年生は、多くの宵をともにしてピザをかじりつつできの悪いホラー映画を一緒に鑑賞してくれたのみならず、ゾンビ脳がどんなものか議論する手助けをしてくれた。そして、学部長と恩師は、私たちが教育と研究にかけるべき時間を割いてばかげたゾンビ本を書くのを許してくださった。

最後に、それぞれのすばらしいパートナー、ジェシカ・ヴォイテクとアンドレア・ワインスタインが、ゾンビ映画を観ながらの深夜におよぶ「研究」を大目に見てくれただけでなく、最初期段階の原稿の下書きを読み、ゾンビ脳についての果てしないおしゃべりにつきあい、執筆に疲れたときには活を入れて、大いに力を貸してくれたことに感謝する。

索引

あ行

か行

さ行

た行

な行

は行

ま行

や行

ら行

わ行

英数字

参考文献

第1章

Diamond, Marian C., and Arnold B. Scheibel "The Human Brain Coloring Book" New York: Barnes & Noble Books, 1985.
Jarosz, Andrew F., Gregory J.H. Colflesh, and Jennifer Wiley. "Uncorking the muse: Alcohol intoxication facilitates creative problem solving." Consciousness and Cognition 21.1 (2012):487-93.
Kandel, Eric R., James H. Schwartz, and Thomas M. Jessell. Principles of Neural Science(邦訳『カンデル神経科学』). New York: McGraw-Hill, Health Professions Division, 2000.
Kiernan, John, and Raj Rajakumar "Barr's The Human Nervous System: An Anatomical Viewpoint" [N.p.]: Lippincott Williams & Wilkins, 2013.
MacLean, P. D. "Brain evolution relating to family, play, and the separation call" Archives of General Psychiatry 42.4 (Apr. 1985):405-17.
Marketos, Spyros G., and Panagiotis K. Skiadas "Galen: A pioneer of spine research" Spine 2 4.2 2 (1999):2358-62.
Schlozman, S. "The Zombie Autopsies" New York: Grand Central Publishing, 2012.
Walker, A. Earl. "The Genesis of Neuroscience" Edited by Edward R. Laws and George B. Udvarhelyi. Park Ridge, IL: American Association of Neurological Surgeons, 1998.
Yildirim, F. B., and L. Sarikcioglu "Marie Jean Pierre Flourens (1794-1867): An extraordinary scientist of his time" Journal of Neurology, Neurosurgery, and Psychiatry 78.8 (Aug. 2007):852.

第2章

Davis, Wade "The Serpent and the Rainbow(邦訳『蛇と虹——ゾンビの謎に挑む』)" New York: Simon & Schuster, 1997.
Economo, J. von. Baron "Constantin Von Economo: His Life and Work" [N.p.]: Von Wagner-Jauregg Kessinger Publishing, 2010.
Koch, C., and F. Crick "The zombie within" Nature 411 (2001):893.
Narahashi, Toshio "Tetrodotoxin: A brief history" Proceedings of the Japan Academy. Series B, Physical and Biological Sciences 84.5 (2008):147-54.
Okawa, Masako, and Makoto Uchiyama "Circadian rhythm sleep disorders: Characteristics and entrainment pathology in delayed sleep phase and non-24h sleep-wake syndrome" Sleep Medicine Reviews 11.6 (2007):485-96.

Rattenborg, N. C., C. J. Amlaner, and S. L. Lima "Behavioral, neurophysiological and evolutionary perspectives on uni-hemispheric sleep" Neuroscience and Biobehavioral Reviews. 24.8 (2000):817-42.

Saper, Clifford B. "The central circadian timing system" Current Opinion in Neurobiology 2 3.5 (2013):747-51.

Saper, Clifford B., Thomas C. Chou, and Thomas E. Scammell "The sleep switch: Hypothalamic control of sleep and wakefulness" Trends in Neurosciences 24.12 (2001):726-31.

Sheldon, S. H., J. P. Spire, and H. B. Levy "Anatomy of sleep" Pediatric Sleep Medicine, S (1992):37-45.

Skaggs, William E., and Bruce L. McNaughton "Replay of neuronal firing sequences in rat hippocampus during sleep following spatial experience" Science 271.5257 (1996):1870-73.

Sterman, M. Bo, and C. D. Clemente "Forebrain inhibitory mechanisms: Sleep patterns induced by basal forebrain stimulation in the behaving cat" Experimental Neurology 6.2 (1962):103-17.

Tononi, G. "An information integration theory of consciousness" BMC Neuroscience 5.1 (2004):42.

第3章

Alexander, Garrett E., and Michael D. Crutcher "Functional architecture of basal ganglia circuits: neural substrates of parallel processing" Trends in Neurosciences 13.7 (1990):266-71.

Clarke, E. "The Human Brain and Spinal Cord: A Historical Study Illustrated by Writings from Antiquity to the 20th Century" Norman Publishing, 1996.

Geyer, S., M. Matelli, G. Luppino. and K. Zilles "Functional neuroanatomy of the primate isocortical motor system" Anatomy and Embryology 202.6 (2000):443-74.

Glickstein, M., P. Strata, and J. Voogd "Cerebellum: History" Neuroscience 162.3 (2009):549-59.

Graybiel, Ann M. "The basal ganglia: Learning new tricks and loving it" Current Opinion in Neurobiology 15.6 (2005):638-44.

Kandel, Eric R., James H. Schwartz, and Thomas M. Jessell "Principles of Neural Science (邦訳『カンデル神経科学』)" New York: McGraw-Hill, Health Professions Division, 2000.

Llinás, Rodolfo R. "I of the Vortex: From Neurons to Self" Cambridge, MA: MIT Press, 2001.

McGuire, Leah M. M., and Philip N. Sabes. "Sensory transformations and the use of multiple reference frames for reach planning" Nature Neuroscience 12.8 (2009):1056-61.

Praamstra, P., et al. "Reliance on external cues for movement initiation in Parkinson's disease: Evidence from movement- related potentials" Brain 121.1 (1998):167-77.

Vulliemoz, S., O. Raineteau, and D. Jabaudon "Reaching beyond the midline: Why are human brains cross wired?" Lancet Neurology 4 (2005):87-99.

Wolpert, Daniel M., R. Chris Miall, and Mitsuo Kawato "Internal models in the cerebellum" Trends in Cognitive Sciences 2.9 (1998):338-47.

第4章

Babineau, B. A., et al. "Context-specific social behavior is altered by orbitofrontal cortex lesions in adult rhesus macaques" Neuroscience 179 (2011):80-93.
Berthoud, Hans-Rudolf, and Christopher Morrison "The brain, appetite, and obesity" Annual Review of Psychology 59 (2008):55-92.
Brown-Séquard, Charles-Edouard "Note on the effects produced on man by subcutaneous injections of a liquid obtained from the testicles of animals" Lancet 134.3438 (1889):105-7.
Brunner, H. G., et al. "X-linked borderline mental retardation with prominent behavioral disturbance: Phenotype, genetic localization, and evidence for disturbed monoamine metabolism" American Journal of Human Genetics 52.6 (1993):1032-39.
Code, Chris, et al., eds. "Classic Cases in Neuropsychology" Hove, East Sussex: Psychology Press, 1996.
Davis, Michael, and Paul J. Whalen "The amygdala: Vigilance and emotion" Molecular Psychiatry 6.1 (2001):13-34.
Dedovic, Katarina, et al. "The brain and the stress axis: The neural correlates of cortisol regulation in response to stress" Neuroimage 47.3 (2009):864-71.
Feldman, S., and J. Weidenfeld "The excitatory effects of the amygdala on hypothalamo-pituitary-adrenocortical responses are mediated by hypothalamic norepinephrine, serotonin, and CRF-41" Brain Research Bulletin 45:4 (1998):389-93.
Lambert, Kelly, and Craig H. Kinsley "Clinical Neuroscience" Macmillan, 2005.
Klüver, H. and Bucy, P.C. "Preliminary analysis of functions of the temporal lobes in monkeys" Archives of Neurology and Psychiatry 42 (1939):979-1000.
Koenigs, Michael "The role of prefrontal cortex in psychopathy" Reviews in the Neurosciences 2 3.3 (2012):253-62.
Kötter, Rolf, and Niels Meyer "The limbic system: A review of its empirical foundation" Behavioural Brain Research 52.2 (1992):105-27.
Kruk, Menno R., et al. "Fast positive feedback between the adrenocortical stress response and a brain mechanism involved in aggressive behavior" Behavioral Neuroscience 118:5 (2004):1062-70.
Marlowe, Wendy B., Elliott L. Mancall, and Joseph J. Thomas "Complete Klüver-Bucy syndrome in man" Cortex 11.1 (1975):53-59.
Nelson, Randy J., and Brian C. Trainor "Neural mechanisms of aggression" Nature Reviews Neuroscience 8.7 (2007):536-46.
Reiter, Amy "Mike the Headless Chicken more popular than Clinton" Salon, May 12, 1999, http://www.salon.com/1999 /05/12/snl/.
Tattersall, R. B. "Charles-Edouard Brown-Séquard: Double-hyphenated neurologist and forgotten father of endocrinology" Diabetic Medicine 11.8 (1994):728-31.

Trainor, B. C., C. L. Sisk, and R. J. Nelson "Hormones and the development and expression of aggressive behavior" Hormones, Brain and Behavior 1 (2009):167-203.

Yang, Yaling, et al. "Morphological alterations in the prefrontal cortex and the amygdala in unsuccessful psychopaths" Journal of Abnormal Psychology 119:3 (2010):546.

第5章

Barrett, Lisa Feldman, et al. "The experience of emotion" Annual Review of Psychology 58 (2007):373-403.

Bielsky, Isadora F., and Larry J. Young "Oxytocin, vasopressin, and social recognition in mammals" Peptides 25:9 (2004):1565-74.

Darwin, Charles R. "The Expression of the Emotions in Man and Animals(邦訳『人及び動物の表情について』)" London: John Murray. 1872 (1st edition).

Davidson, Richard J., Daren C. Jackson, and Ned H. Kalin "Emotion, plasticity, context, and regulation: perspectives from affective neuroscience" Psychological Bulletin 126.6 (2000):890.

De Dreu, Carsten K. W., et al. "The neuropeptide oxytocin regulates parochial altruism in intergroup conflict among humans." Science 328 (2010):1408-11.

Dinstein, Ilan "Human cortex: Reflections of mirror neurons" Current Biology 18.20 (2008):R956-59.

Gallese, Vittorio "The shared manifold hypothesis: From mir- ror neurons to empathy" Journal of Consciousness Studies 8 (2001):5-7.

Insel, Thomas R. "The challenge of translation in social neuro- science: a review of oxytocin, vasopressin, and affiliative behavior" Neuron 65:6 (2010):768-79.

James, William "What is an emotion?" Mind 9 (1884):188-205.

Kosfeld, Michael, et al. "Oxytocin increases trust in humans" Nature 435 (2005):673-76.

LeDoux, Joseph E. "Emotion circuits in the brain" Annual Review of Neuroscience 23 (2000):155-84.

Parvizi, Josef, et al. "Pathological laughter and crying: A link to the cerebellum" Brain 1 2 4.9 (2001):1708-19.

Porter, Jess, et al. "Mechanisms of scent-tracking in humans" Nature Neuroscience 10.1 (2007):27-29.

Sanders, Robert "Two nostrils better than one, researchers show" Press release, UC Berkeley News, Dec. 18, 2006, http://www.berkeley.edu/news/media/releases/2006/12/18_ scents.shtml.

Tobin, Vicky A., et al. "An intrinsic vasopressin system in the olfactory bulb is involved in social recognition" Nature 464 (2010):413-17.

Yeshurun, Yaara, et al. "The privileged brain representation of first olfactory associations" Current Biology 19.21 (2009):1869-74

第6章

Berker, Ennis Ata, Ata Husnu Berker, and Aaron Smith "Translation of Broca's 1 8 6 5 report: Localization of speech in the third left frontal convolution" Archives of Neurology 43:10 (1986):1065.

Bernal, Byron, and Alfredo Ardila "The role of the arcuate fasciculus in conduction aphasia" Brain 132.9 (2009):2309-1 6.

Code, Chris, et al., eds. "Classic Cases in Neuropsychology" Hove, East Sussex: Psychology Press, 1996.

Cohen, Leonardo G., Pablo Celnik, Alvaro Pascual-Leone, Brian Corwell, Lala Faiz, James Dambrosia, Manabu Honda, et al. "Functional relevance of cross-modal plasticity in blind humans" Nature 3 8 9 (1997):180-83.

Dronkers, N. F. "A new brain region for coordinating speech articulation" Nature 384 (1996):159-61.

Dronkers, N. F., O. Plaisant, M. T. Iba-Zizen, and E. A. Cabanis. "Paul Broca's historic cases: High resolution MR imaging of the brains of Leborgne and Lelong." Brain 130 (2007):1432-41.

Griffin, Donald R., and Robert Galambos "The sensory basis of obstacle avoidance by flying bats" Journal of Experimental Zoology 86.3 (1941):481-506.

Hempstead, Colin, and William Worthington, eds. "Encyclopedia of 20th- Century Technology" Vol. 2. Routledge, 2005.

Kandel, Eric R., James H. Schwartz, and Thomas M. Jessell "Principles of Neural Science(邦訳『カンデル神経科学』)" New York: McGraw- Hill, Health Professions Division, 2000.

Pierce, G. W., and D. R. Griffin "Experimental determination of supersonic notes emitted by bats" Journal of Mammalogy 19 (1938):454-55.

Sadato, Norihiro, Alvaro Pascual-Leone, Jordan Grafman, Vicente Ibañez, Marie- Pierre Deiber, George Dold, and Mark Hallett "Activation of the primary visual cortex by Braille reading in blind subjects" Nature 380 (1996):526-2 8.

Schorn, Daniel "How a blind teen 'sees' with sound" CBS, July 1 9, 2 0 0 6, http://www.cbsnews.com/news/ how-a-blind-teen-sees-with-sound/.

Schreier, Jason "How a blind gamer plays Zelda by ear" Wired, April 7, 2011, http://www.wired.com/gamelife/2011/04/ blind-gamer-plays-zelda-by-ear/.

Squire, Larry R., ed. "The History of Neuroscience in Autobiography, vol. 1" Washington, DC: Society for Neuroscience, 1996.

Thaler, Lore. Stephen R. Arnott, and Melvyn A. Goodale "Neural correlates of natural human echolocation in early and late blind echolocation experts" PLoS One 6.5 (2011):e20162.

Wada, Juhn Atsushi "A new method for the determination of the side of cerebral speech dominance: A preliminary report of the intra-carotid injection of sodium amytal in man" Igaku to Seibutsugaki [Medicine and Biology] 14 (1949):221- 22.

第7章

Code, Chris, et al., eds. “Classic Cases in Neuropsychology” Hove, East Sussex: Psychology Press, 1996.

Holmes, Gordon “Disturbances of visual orientation” British Journal of Ophthalmology 2.9 (1918):449.

Kandel, Eric R., James H Schwartz; Thomas M. Jessell “Principles of Neural Science(邦訳『カンデル神経科学』)” New York: McGraw- Hill, Health Professions Division, 2000.

Posner, Michael I., et al. “Effects of parietal injury on covert orienting of attention” Journal of Neuroscience 4.7 (1984):1863-1874.

Rizzolatti, Giacomo, and Massimo Matelli “Two different streams form the dorsal visual system: anatomy and functions” Experimental Brain Research 153.2 (2003):146-57.

Ungerleider, Leslie G., and James V. Haxby “ ‘What’ and ‘where’ in the human brain” Current Opinion in Neurobiology 4.2 (1994):157-65.

Walshe, Francis M. R. “Gordon Morgan Holmes, 1876-1965” Biographical Memoirs of Fellows of the Royal Society 12 (Nov. 1966):311-19.

第8章

Caramazza, Alfonso, and Bradford Z. Mahon “The organization of conceptual knowledge in the brain: The future’s past and some future directions” Cognitive Neuropsychology 23.1(2006):13-38.

Code, Chris, et al., eds. “Classic Cases in Neuropsychology” Hove, East Sussex: Psychology Press, 1996.

Ellis, Hadyn D., and Melanie Florence “Bodamer’s (１９４７) paper on prosopagnosia” Cognitive Neuropsychology 7.2(1990):81-105.

Ellis, Hadyn D., and Michael B. Lewis “Capgras delusion: A window on face recognition” Trends in Cognitive Sciences 5.4(2001):149-56.

Grill- Spector, Kalanit, and Rafael Malach “The human visual cortex” Annual Review of Neuroscience 27 (2004):649-77.

Haxby, James V., Elizabeth A. Hoffman, and M. Ida Gobbini. “The distributed human neural system for face perception.” Trends in Cognitive Sciences 4.6 (2000):223-33.

Martin, Alex “The representation of object concepts in the brain” Annual Review of Psychology 5 8 (2007):25-45.

Nestor, Adrian, David C. Plaut, and Marlene Behrmann “Unraveling the distributed neural code of facial identity through spatiotemporal pattern analysis” Proceedings of the National Academy of Sciences 108.24 (2011):9998-10003.

Parvizi, et al. “Electrical stimulation of human fusiform face-selective regions distorts face perception”

Journal of Neuroscience 32.43 (2012):14915-20.
Pyles, John A., et al. "Explicating the face perception network with white matter connectivity" PLoS One 8.4 (2013):e61611.

第9章

Berrios, G. E., and R. Luque "Cotard's delusion or syndrome? A conceptual history" Comprehensive Psychiatry 36.3(1995):218-23.
Berrios, G. E., and R. Luque "Cotard's syndrome: Analysis of 1 0 0 cases" Acta Psychiatrica Scandinavica 91.3(1995):185-88.
Feinberg, Todd E., et al. "Two alien hand syndromes" Neurology42.1 (1992):19-24.
Vulliemoz, S., O. Raineteau, and D. Jabaudon "Reaching beyond the midline: Why are human brains cross wired?" Lancet Neurology 4 (2005):87-99.

第10章

Awh, E., and E. K. Vogel "The bouncer in the brain" Nature Neuroscience 11 (2008):5- 6.
Barrouillet, P., Bernardin, S., and Camos, V. "Time constraints and resource sharing in adults' working memory spans" Journal of Experimental Psychology: General 133(2004):83-100.
Corkin, Suzanne "What's new with the amnesic patient H.M.?" Nature Reviews Neuroscience 3.2 (2002):153-60.
Corkin, Suzanne "Permanent Present Tense: The Unforgettable Life of the Amnesic Patient(邦訳『ぼくは物覚えが悪い――健忘症患者H・Mの生涯』)" New York: Basic Books, 2013.
Gazzaniga, Michael, Richard B. Ivry, and George R. Mangun "Cognitive Neuroscience: The Biology of the Mind" New York: W. W. Norton & Company; 2008.
Kane, Michael J., et al. "Working memory, attention control, and the N-back task: A question of construct validity" Journal of Experimental Psychology: Learning, Memory, and Cognition 3 3.3 (2007):615-22.
Kirchner, W. K. "Age differences in short-term retention of rapidly changing information" Journal of Experimental Psychology55.4 (1958):352-58.
Miller, E. K., and J. D. Cohen "An integrative theory of prefrontal cortex function" Annual Review of. Neuroscience 24(2001):167-202.
Papez, James W. "A proposed mechanism of emotion" Archives of Neurology and Psychiatry 3 8.4 (1937):725.
Pasupathy, A., and E. K. Miller "Different time courses of learning-related activity in the prefrontal cortex and striatum" Nature 433 (2005):873-76.

Scoville, W. B., and B. Milner "Loss of recent memory after bilateral hippocampal lesions" Journal of Neurology, Neurosurgery, and Psychiatry 20.1 (1957):11-21.
Shiv, B., and A. Fedorikhin "Heart and mind in conflict: The interplay of affect and cognition in consumer decision making" Journal of Consumer Research 26.3 (1999):278-92.
Voytek, B., and R. T. Knight "Prefrontal cortex and basal ganglia contributions to visual working memory" Proceedings of the National Academy of Sciences 107 (2010):18167-72.

第11章

Evans, Harry C., Simon L. Elliot, and David P. Hughes "Hidden diversity behind the zombie-ant fungus Ophiocordyceps unilateralis: Four new species described from carpenter ants in Minas Gerais, Brazil" PLoS One 6.3 (2011):e17024.
Fellows, Lesley K., and Martha J. Farah "Is anterior cingulate cortex necessary for cognitive control?" Brain 128.4(2005):788-96.
Moore, Janice "The behavior of parasitized animals" Bioscience(1995):89-96.
Mulquiney, Paul G., et al. "Improving working memory: Exploring the effect of transcranial random noise stimulation and transcranial direct current stimulation on the dorsolateral prefrontal cortex" Clinical Neurophysiology 122.12(2011):2384-89.
Perlmutter, Joel S., and Jonathan W. Mink "Deep brain stimulation" Annual Review of Neuroscience 29 (2006):229-57.
Sotelo, Julio, Vicente Guerrero, and Felipe Rubio "Neurocysticercosis: A new classification based on active and inactive forms: a study of 753 cases" Archives of Internal Medicine 145.3 (1985):442-45.
Talwar, Sanjiv K., et al. "Behavioural neuroscience: Rat navigation guided by remote control" Nature 417(2002):37-38.
Webster, Joanne P. "Rats, cats, people and parasites: The impact of latent toxoplasmosis on behaviour" Microbes and Infection 3.12 (2001):1037-45.
Widner, Hakan, James Tetrud, Stig Rehncrona, Barry Snow, Patrik Brundin, Björn Gustavii, Anders Björklund, Olle Lindvall, and J. William Langston "Bilateral fetal mesencephalic grafting in two patients with parkinsonism induced by 1-methyl-4-phenyl-l, 2, 3, 6-tetrahydropyridine(MPTP)" New England Journal of Medicine 327.22(1992):1556-63.
Zangrossi, Helio, Jr., and Sandra E. File. "Habituation and generalization of phobic responses to cat odor" Brain Research Bulletin 33.2 (1994):189-94.

著者

ティモシー・ヴァースタイネン

カーネギー・メロン大学心理学科および認知神経基盤センター助教授

ブラッドリー・ヴォイテック

カリフォルニア大学サンディエゴ校計算論的認知科学および神経科学担当助教授。

ともにゾンビ・リサーチ・ソサイエティのメンバーであり、来たるべきゾンビ・アポカリプスについて研究すべく助成金の申請を準備中。

訳者

鬼澤 忍

翻訳者。埼玉大学大学院文化科学研究科修士課程修了。訳書に『太った男を殺しますか?』『これからの「正義」の話をしよう』『ワーク・ルールズ!』などがある。

ゾンビでわかる神経科学

二〇一六年八月二日　第一刷発行

著者　ティモシー・ヴァースタイネン&ブラッドリー・ヴォイテック
訳者　鬼澤忍
発行人　落合美砂
編集　柴山浩紀
発行所　株式会社太田出版
〒一六〇-八五七一
東京都新宿区愛住町二二　第三山田ビル四階
［TEL］〇三-三三五九-六二六二
［FAX］〇三-三三五九-〇〇四〇
［振替］〇〇一二〇-六-一六二一六六
［ホームページ］http://www.ohtabooks.com
印刷・製本　シナノ

ISBN 978-4-7783-1526-9 C0095

太　田　出　版　の　ゾ　ン　ビ　本

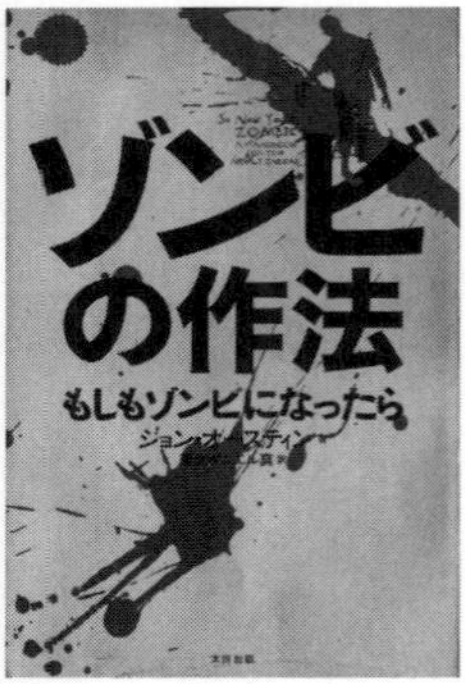

ゾンビの作法
もしもゾンビになったら

本体1800円＋税　四六判変形　224ページ　ISBN 978-4-7783-1270-1

本邦初となる、ゾンビのための、
ゾンビとして生きていくための指南書。

ジョン・オースティン 著

兼光ダニエル真 訳

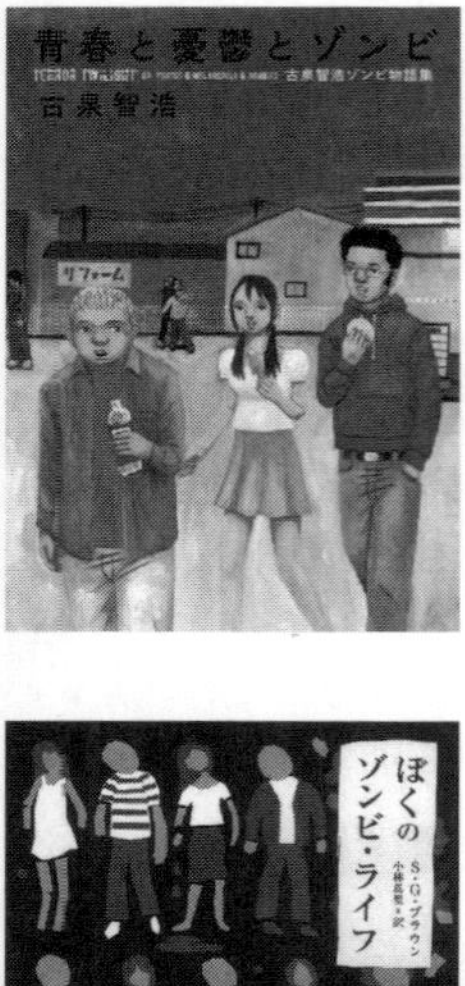

青春と憂鬱とゾンビ
古泉智浩ゾンビ物語集

本体1200円＋税　A5判　184ページ　ISBN 978-4-7783-2264-9

現代日本ゾンビ漫画の第一人者が刻む、
ビターで進行形の終末青春黙示録。

古泉智浩 著

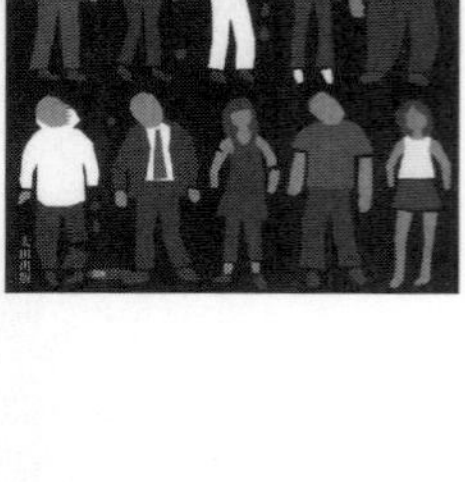

ぼくのゾンビ・ライフ

本体2000円＋税　四六判　362ページ　ISBN 978-4-7783-1261-9

どうやらぼくはゾンビになったらしい──。
葛藤と煩悶の一人称ゾンビ文学!!

S・G・ブラウン 著

小林真里 訳